塑身女王
教你打造
完美曲线

[韩]郑多莲/著　苏喆/译

Jung Dayeon

广西科学技术出版社

著作权合同登记号：桂图登字：20-2011-106

MOMU CHAN DIET PREMIUM by Jung Dayeon
Copyright © Jung Dayeon, 2010
All rights reserved.
Original Japanese edition published by FUSOSHA Publishing, Inc., Tokyo.
This Simplified Chinese language edition is published by arrangement with
FUSOSHA Publishing, Inc., Tokyo in care of Tuttle-Mori Agency, Inc., Tokyo
Chinese simplified character translation rights © 2012 by Guangxi Science & Technology Publishing House.

图书在版编目（CIP）数据

塑身女王教你打造完美曲线／（韩）郑多莲著；苏喆译．—南宁：广西科学技术出版社，2012.6
ISBN 978-7-80763-770-7

Ⅰ.①塑… Ⅱ.①郑… ②苏… Ⅲ.①女性—减肥—基本知识 Ⅳ.① R161

中国版本图书馆CIP数据核字（2012）第028340号

SU SHEN NÜWANG JIAO NI DAZAO WANMEI QUXIAN
塑身女王教你打造完美曲线

作　　者：[韩]郑多莲	译　者：苏　喆
责任编辑：蒋　伟　李　佳	封面设计：卜翠红
责任校对：曾高兴　田　芳	版式设计：卜翠红
责任印制：陆　弟	版权编辑：李琼兰

出 版 人：韦鸿学
社　　址：广西南宁市东葛路66号　　邮政编码：530022
电　　话：010-85893724（北京）　　0771-5845660（南宁）
传　　真：010-85894367（北京）　　0771-5878485（南宁）
网　　址：http://www.gxkjs.com　　在线阅读：http://www.ygxm.cn

经　　销：全国各地新华书店
印　　刷：北京盛源印刷有限公司　　邮政编码：101109
地　　址：北京市通州区漷县镇后地村村北工业区
开　　本：880mm×1240mm　1/32　　印　张：5.5
字　　数：180千字
版　　次：2012年6月第1版
印　　次：2013年3月第5次印刷
书　　号：ISBN 978-7-80763-770-7/ R·222
定　　价：35.00元

版权所有　侵权必究

质量服务承诺：如发现缺页、错页、倒装等印装质量问题，可直接向本社调换。
服务电话：010-85893724　85893722
团购电话：010-85808860-801　85808860-802

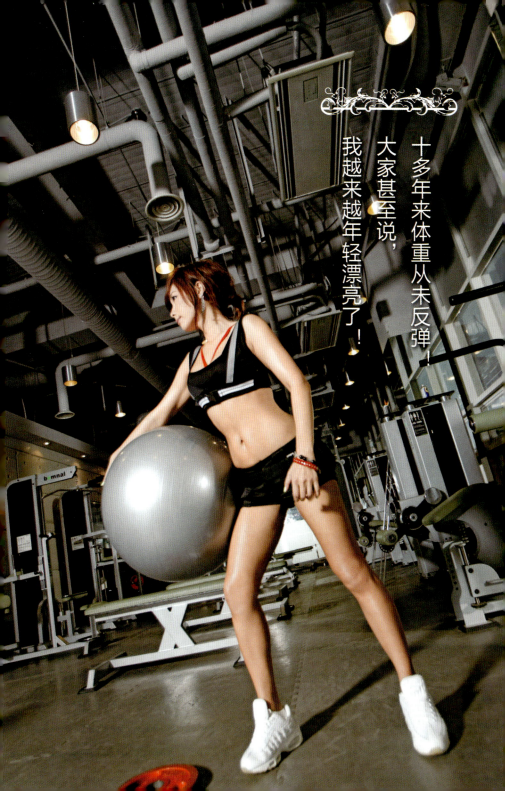

十多年来体重从未反弹！大家甚至说，我越来越年轻漂亮了！

Prologue 前言

从欧巴桑变身为公认的魔鬼身材辣妈，不复胖的瘦身法，开始！

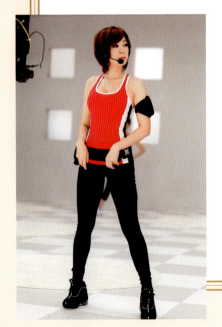

减肥的女性有99%都以失败收场。即便在一段时间内减肥的效果明显，但用不了多久几乎所有的人都会反弹，很快又恢复到瘦身之前的样子。有些人甚至还会超过原来的体重呢……相信听到我这么一说，一定有很多朋友都不由自主地猛点头吧！其实，我自己也是这其中的一个。33岁以前的我也曾尝试过各种瘦身方法，但结果无一例外，都是以失败而告终。那时，我已经是两个孩子的母亲，身材胖得简直都没法看。为了恢复到以前姣好的身材，我也曾尝试了各种办法！可是有些方法，即便在一段时间内帮助自己达到了瘦身的预期目的，但也总是很快就反弹回去。我当时就觉得自己所做的一切努力都

是白费，我始终都是走在一条错误的路上，不断地恶性循环罢了。

　　现在我已经46岁了。记得33岁时，我的体重就已跨过了70公斤大关，那么我是如何成功瘦身到现在的魔鬼身材呢！而且，毫不夸张地说，我瘦身以后就再也没有胖起来过。最叫人开心的是，大家都说我不但变瘦，还变得更年轻漂亮了。瘦身之前的我不过就是一个再平凡不过的家庭主妇，瘦身成功以后，我竟然一下子成了韩国所有媒体中受热捧的人物。我知道，话说到这里你可能忍不住要问我了：瘦身这么成功，而且能够长期保持，究竟有什么特别的方法呢？

　　这本书里记载的正是我10多年来不断总结的瘦身方法。很多女性之所以瘦身失败，都是因为站在了错误的起跑点。为了不让大家重蹈覆辙，我特地收集了一些大家必须注意的瘦身知识，并作了简易的说明，希望能够对大家有所帮助。我亲爱的朋友们，为了保持骄人的身材，拥有不复胖的体质，让我们从现在就加入到瘦身的行列当中吧！

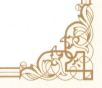

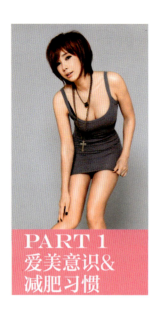

Contents 目录

超美体5信念　　16

美丽部位瘦身操
腹部&腰部　　18
上臂&肩膀　　20
臀部&双腿　　22

充满自信，喜欢自己，
绝对是减肥成功最大的资产。

PART 1 爱美意识&减肥习惯

Point 1　当年因为太胖引起了腰痛，整个生活都随之崩塌！
所以我才下定决心减肥……26

Point 2　减肥13年来没有反弹。
我相信自己一辈子都不会再胖起来了……28

Point 3　瘦身需要完美主义吗？
不！那正是失败的导火索……30

Point 4　不要把运动看成是必须完成的任务，
而是当做生活的一部分……32

Point 5　瘦身=体重减少？千万不要迷信这一点！
不要总想着去称体重……34

Point 6　要多关注镜中的自己，而不是体重的数字。
每天都要确认身体的曲线……36

Point 7　减肥会失败，是因为你曾经深信不疑的减肥常识，
其实是错误的……38

Point 8　我们无法避免衰老，但我们可以控制衰老的速度，
这只需改变一下生活方式……40

Point 9 放任压力不管，脂肪就会囤积在腰部！
甚至把你变成最讨厌的"小腹婆"……42

Point 10 接近30岁或30岁以后，请坚持"抵制衰老，轻松瘦身"的观点。
相信自己不光是可以瘦下来，还可以重返年轻……44

Point 11 很多朋友都喜欢蒸桑拿。
虽然蒸桑拿会让你大量出汗，却不会帮助你减掉脂肪……46

Point 12 生理周期瘦身效果更加显著，事半功倍！
好好珍惜女性专属的特权吧……48

Point 13 缺少热量不仅导致脂肪囤积，还会破坏我们的皮肤和内脏！
切记寒症是女性的天敌……50

Point 14 明确自己的瘦身目标。
坚持下去，瘦身的成功率就会有不可思议的提高哦……52

Point 15 像哈利·贝瑞那样兼有女性美和健康美的身材，
才是最理想的体型……54

Point 16 还在为橘皮组织发愁吗？
那就从现在开始，养成按摩的好习惯吧……56

Point 17 适度的脂肪是那些减肥总易反弹的同胞的大救星。
因此，脂肪也不是永远都让人讨厌哦……58

Point 18 O形腿是许多人的困扰。
要拥有修长笔直的美腿，最重要的是正确的走路姿势……60

Point 19 高质量的睡眠有助自行分泌回春的激素，
这不仅是返老还童的私家秘方，还会加速减肥效果……62

Point 20 对家人和朋友大声宣布
"我在减肥"非常重要……64

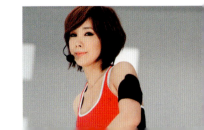

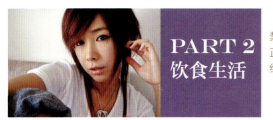

PART 2
饮食生活

禁食？那怎么行！
正确饮食的减肥法，
绝对是你一辈子的财富。

Point 1　很多人对减肥都有误解，认为"吃东西=做坏事"。
不改变这样的错误认识，瘦身永远不可能成功……68

Point 2　通过节食瘦身，相当于按下大脑里的"饥饿按钮"！
不仅会马上复胖，还会让你比以前更胖……70

Point 3　不要拘泥于一日三餐。
理想状态是像婴儿一样少食多餐……72

Point 4　我从没挨饿，一天吃六到八餐，
不但瘦了二十公斤并且再也没有反弹……74

Point 5　虽然饿肚子不是好事，但夜宵还是要杜绝。
睡前三到四小时停止进食……76

Point 6　身体的60%以上都是水，水真的可以促进新陈代谢，
而且有助于改善肌肤暗沉……78

Point 7　专门安排一个星期来调整饮食习惯，均衡营养，
照着做就没问题了……80

Point 8　现在很流行低碳水化合物（不吃淀粉类食物）减肥，
长期使用这种方法，会变易胖体质……82

Point 9　鸡胸肉、鱼肉、鸡蛋……多一点，再多一点，
有意识地摄取蛋白质……84

Point 10　与其花时间去计算热量，我更希望你学会享受食物，
细细咀嚼，慢慢品味……86

Point 11　停滞期是你减肥成功的证明，
准备重新设定基准点吧……88

Point 12　为了对抗饥饿，
我通常会在包里放特制点心……90

Point 13　周日是身心灵解放日！
管他什么讨厌的热量，比萨也照吃不误……92

Point 14　若非要我推荐一种不可或缺的食材，
那一定是大蒜……94

Point 15　就像每天都要卸妆，身体也要定时清理！
食物纤维就是最好的清洁剂……96

Point 16　46岁的我比20岁时更美，美丽和健康的秘密兵器就是红参……98

Point 17　远离手脚冰冷，防止水肿，养成容易代谢水分的体质很重要……100

Point 18　如果不重视雌激素的话，
就无法拥有迷人的胸部曲线……102

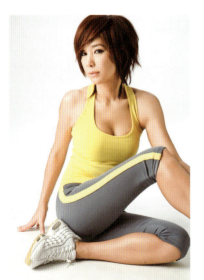

郑多莲的一周饮食日记　　104

吃这么多，照样瘦，照样青春！永葆美丽的
食谱大公开　　105

完美曲线操精华大公开　　110

完美曲线操开发密谈　　133

美丽秘密　　134

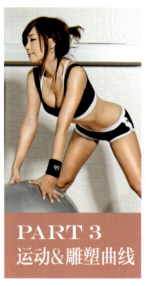

若想拥有完美曲线，
就一定要运动，请从长远的角度
来思考你的美！

PART 3 运动&雕塑曲线

- **Point 1** 肌肉是你的最佳"调整型内衣"，运动可以塑造肌肉，雕塑曲线……138

- **Point 2** 以往减肥都宣告失败，是因为你忽略了肌肉……140

- **Point 3** 锻炼"隐形肌肉"，向富有弹性的完美身材迈进……142

- **Point 4** 无氧运动会在运动完成后的48小时持续燃烧脂肪，就像是一台马力全开的汽车……144

- **Point 5** 当你有了肌肉，你就会发现体重数值根本毫无意义，身材曲线大过一切……146

- **Point 6** 在肌肉不断强化的过程中，不仅身材越来越性感，肤质也变得越来越好……148

- **Point 7** 附着在膝盖、腹部、背部那些讨厌的赘肉，都是肌肉衰退造成的……150

- **Point 8** 肌肉疼痛，你应该开心！不会引起肌肉疼痛的运动，那将毫无效果……152

Point 9　忙碌一天从不感觉累，
　　　就算做家务同样活力十足……154

Point 10　20多岁时我弯腰驼背，40多岁时却总被人说站姿超美，
　　　这全是得益于健康的肌肉……156

Point 11　如果想要快速提高新陈代谢，
　　　请加强下半身锻炼……158

Point 12　不看大小看形状！
　　　塑造浑圆又充满弹性的理想美胸……160

Point 13　想拥有纤纤细腰吗？
　　　那就做全身重量训练，并且绝对不少吃一餐……162

Point 14　蝴蝶袖、背部赘肉……不坚持运动的话，
　　　它们会最先暴露你的年龄……164

Point 15　一天15分钟，开始返老还童的训练吧！
　　　没错，就是要让你更美丽……166

Point 16　就算是大胖子，
　　　完美曲线操也能让你动得轻轻松松……168

Point 17　充分考虑亚洲人的生理特点！
　　　每天坚持下去，你必将拥有理想的身材……170

Point 18　做家务，上班途中，工作中……
　　　每个动作多用心，"瘦身机制"会加速运转，瘦身步伐会更快……172

减肥不光是为了苗条的身材，
而是为了成就魅力自我的基本生活形态　　174

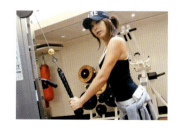

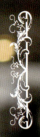

我31岁之前从不运动！
33岁开始，我自创"完美曲线操"，
没想到坚持下来，效果居然如此惊人。
我的身材重新变得迷人，肌肤也重新焕发了光彩！
我强烈地感觉到自己变年轻了！

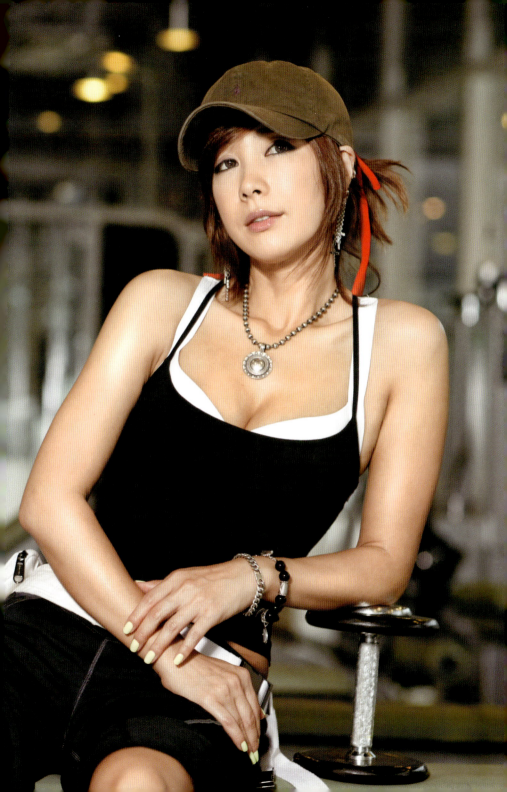

46岁的我是两个孩子的妈妈，
现在，周围的人总是羡慕我的魔鬼身材。
可是，你知道吗？
我以前可是体重超过70公斤的欧巴桑啊！

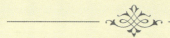

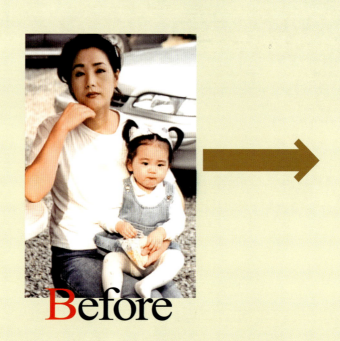

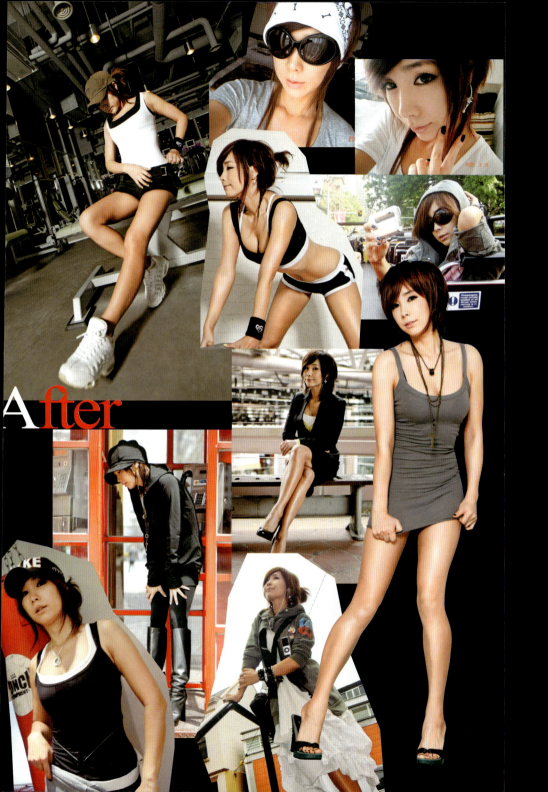

开始瘦身前,希望大家牢记辣妈的5条黄金建议。首先要重新认识减肥,要认识到"超美体=健康且美丽的身体"这一点!

超美体

现在开始减肥,永远都不晚!
只要坚持正确的减肥方法,
就永远不用担心反弹。
不管到几岁,
都可以永享美丽纤瘦的身材。
亲爱的朋友们,
千万不要轻言放弃!

瘦身的过程中,希望大家
谨记"痛苦是失败之母"!
如果你不是开心地运动,
不仅无法持续下去,
也不会成功。

辣妈主张的观点之一就是永不节食。
食物会帮助你完成从内到外的
美丽蜕变。
不重视饮食的人,怎么美得起来?

要拥有魔鬼身材,
运动必不可少!
如果没办法变得更加美丽的话,
那么我们减肥还有什么意义呢?

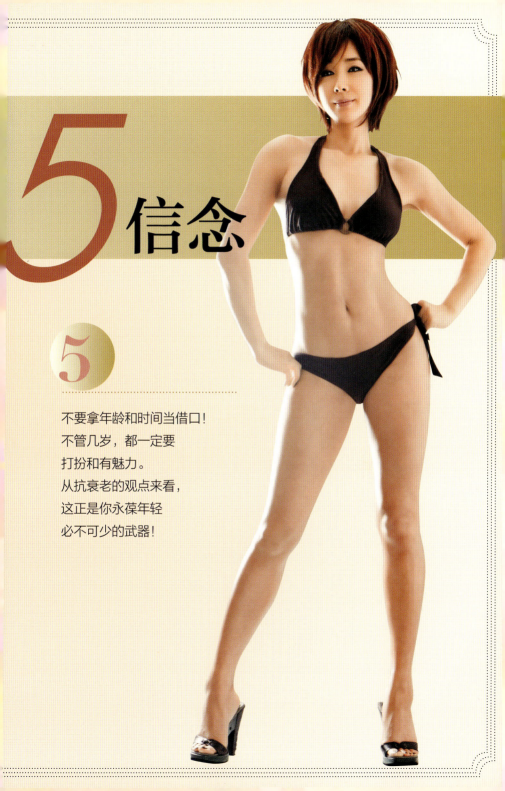

5 信念

5

不要拿年龄和时间当借口！
不管几岁，都一定要
打扮和有魅力。
从抗衰老的观点来看，
这正是你永葆年轻
必不可少的武器！

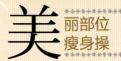

腹部&腰部

无论是在做家务的空当还是看电视时，
都可以轻松完成的简单训练方法：
只需腰部（骨盆）左右轻轻扭动，
就会有惊人的效果！
为了拥有诱人小蛮腰，
现在就开始养成运动的习惯吧！

简简单单 但效果 超赞！

Belly &
Waist

POINT!

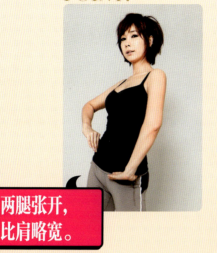

两腿张开，
比肩略宽。

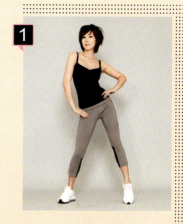

1

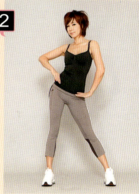

2

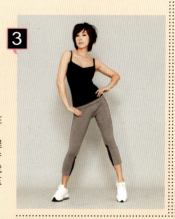

3

自创腰部塑身法
让你不穿塑形衣，就能
拥有骄人的完美腰线

只要用力地左右摆动骨盆，
就可以轻松换来令人惊艳的完美腰线！

基本姿势：两腿张开，略宽于肩，膝关节放松，双手搭在腰间。动作非常简单，只要有节奏地左右摆动骨盆即可。左右摆动时，尽可能加大动作幅度和强度。在训练过程中，上半身保持不动，通过骨盆的摆动对躯干肌肉不断产生刺激，最终实现收腰的目的。这能让你不穿塑形衣，就可以拥有骄人的完美腰线。这个方法还有助于减轻腰部压力。对于长期伏案工作的人来说，每天抽出几分钟锻炼，就可以有效地减少腰痛的症状。

美丽部位瘦身操 2

上臂 & 肩膀

随着年龄的不断增长，两臂上的肌肉日渐松弛。为了穿无袖上衣时能够清爽地露出双臂，就让我们跟软趴趴的蝴蝶袖，挥手说拜拜吧！

抗衰老的关键要点

Arms & Shoulders

POINT!

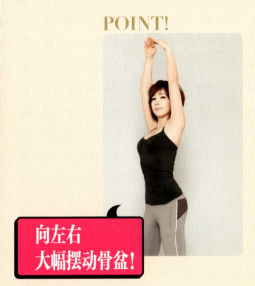

向左右
大幅摆动骨盆！

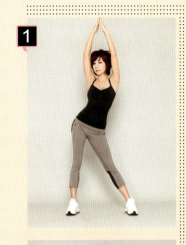

1

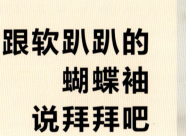

2

跟软趴趴的
　蝴蝶袖
说拜拜吧

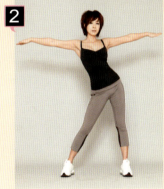

3

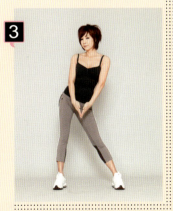

肩膀和两臂的肌肉，随着年龄的增长很容易变得松弛，一定要引起足够的重视！

两腿张开，与肩同宽。两手举过头顶，掌心相对做拍手状，骨盆尽可能地向右大幅摆动，这就是开始的预备姿势。之后两臂放回到与肩平行的位置，此时骨盆尽可能地摆向左边。两臂接着向下于小腹前并拢，同时骨盆向右摆动；然后骨盆向左摆动，两臂恢复平举的姿势。如此反复练习。该方法在刺激肩部和两臂肌肉的同时，配合骨盆的摆动，不但能够促进两臂肌肉恢复弹性，还可以有效改善腰部线条。

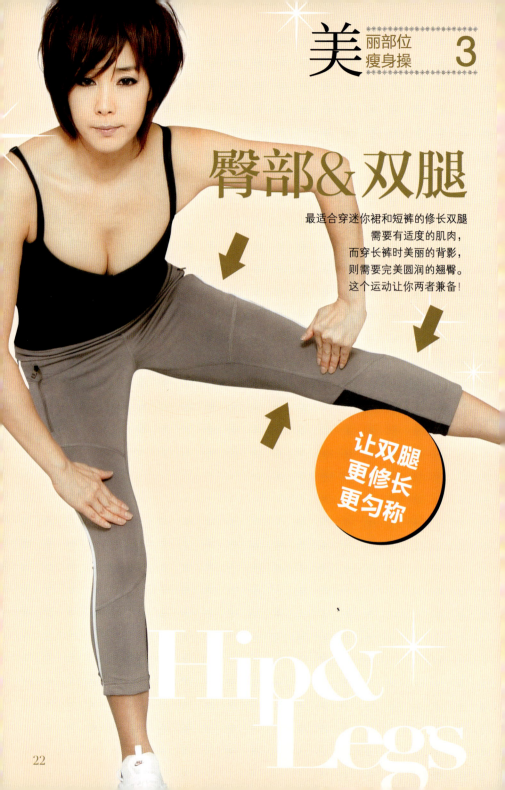

POINT!

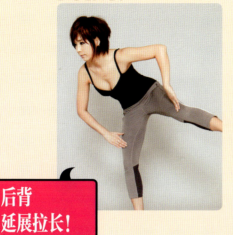

后背延展拉长！

无论多大年龄，你都可以拥有美丽翘臀和修长纤细的双腿

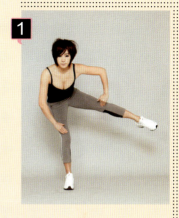

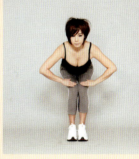

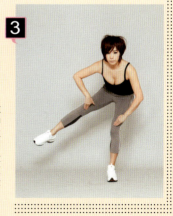

摆脱肥硕而外扩的难看屁股，
拥有迷人紧实的完美翘臀！

两手放在膝盖处，胸部微扩，同时后背保持挺直，身体微微向前倾，膝盖弯曲。保持该姿势不变，左腿朝体侧伸开。之后返回预备姿势，换右腿。两腿朝左右伸展时要注意保持膝盖伸直。这期间，后背一直保持挺直状态。人们的臀部和两腿外侧肌肉在平时的活动中很少能够得到锻炼，这个方法不仅可以对该部位的肌肉进行有效刺激，使下半身得到有效锻炼，同时由于上半身一直保持挺直状态，所以也可以有效地提高平衡感。

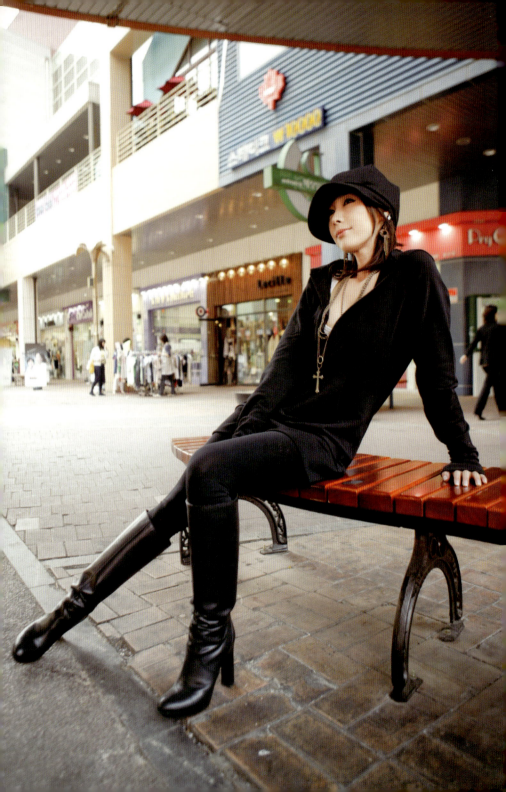

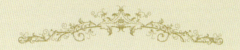

PART 1
爱美意识&减肥习惯

**充满自信,喜欢自己,
绝对是减肥成功最大的资产。**

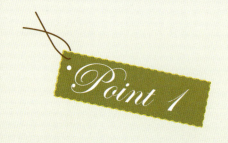

当年因为太胖引起了腰痛,整个生活都随之崩塌!所以我才下定决心减肥

下定决心瘦身那一年,我已经33岁了。那时候,我跟我丈夫、4岁和3岁的小孩、婆婆,以及我丈夫的两个弟弟,共计7口人同住在一个屋檐下。那个时候,我的体重大约维持在68公斤到70公斤的水平。不过总的说起来,我觉得自己还是个很幸福的女人,我顺顺利利地结婚生子,有一个幸福的家庭。我的性格让我对什么都表现得大大咧咧、满不在乎,再加上作为家庭主妇天天都很忙碌,所以我对瘦身总是表现出一副漠不关心的样子。"什么减肥啊,根本不可能的啦。"可是每次说这话的时候,我总是感到有些心虚,喉咙里

就像被骨头卡住了似的，有点堵得慌。

　　日子就这么一天天地过着，终于在某一天我迎来了生命的转机！那天，在我站了还不到10分钟，一阵强烈的腰痛突然袭来。我感到了一阵强烈的恐慌。作为一个7口之家的家庭主妇，我每天都要负责家人的餐点、洗衣、打扫等等工作，有那么多的家务等着我去做，我怎么能够腰疼呢。"如果得的是疝气那可怎么办？""如果这样，那么在治疗期间谁来照顾家人的饮食起居呢？"我不安地来到了医院。然而医生给出的结论却大大超出了我的预料。"您这是由于过度肥胖导致的急性腰痛。是不是该考虑一下减肥了？"医生的话就像一个晴天霹雳，让我深受打击！

　　就这样，我的瘦身计划义无反顾地开始了。我减肥的出发点并不是为了漂亮，也不是为了拥有一个骄人的身材，而是为了摆脱折磨人的腰痛困扰，为了减掉身上那些潜在的健康杀手——多余的脂肪！明确了目标以后，我的瘦身计划就轰轰烈烈地开始了。当然了，我的减肥之路最初并不是一帆风顺的。但是随着脂肪的减少，不仅腰痛减轻了，我对自己也越来越有自信，我惊喜地发现我正在改变。

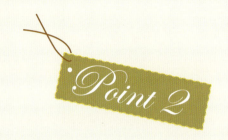

减肥 13 年来没有反弹。
我相信自己一辈子都不会
再胖起来了

我今年 46 岁。这个年龄被人喊作"大婶"似乎也已不足为奇。但可喜的是，现在没有一个人这么喊我。倒是在我 33 岁的时候，没少被人这么称呼。有时想来也觉得很不可思议。托瘦身的福，现在我不光瘦下来了，而且皮肤也变得水润有弹性。我的穿衣风格在这期间也有了很大的变化，以前买衣服的时候总是挑些宽松的，甚至是偏向男士的样式，松松垮垮的，套在身上借以遮盖自己臃肿的身材，完全没有曲线可言。但现在我完全可以随意挑选突显身材曲线的洋装，而再也不用担心自己的身材。我的审美意识和品位也在不同程度上得到了提升。

当然了，最高兴的还是我对自己越来越有自信了。记得原来胖的时候，我和别人说话总是畏畏缩缩，也不喜欢外出。

虽然我很满意自己作为主妇所做出的成绩，但是对于肥胖的身材和变形的样貌，我却无时无刻不在自卑。而现在呢，由于要推广自己的瘦身法，我不得不整天乘坐飞机在韩国飞来飞去。正如你所见，我不但走出了家门，而且还积极地奔走海外。外表的变化，让我连个性都有正向的转变。在此之前，我的职业就是一位家庭主妇，但是现在"我希望能够帮助曾经和我一样苦恼的女性，帮助她们找回自信"，这种强烈的念头促使着我走出家门，变得更有行动力。

当然，我的减肥之路并不是一开始就走得很顺利。我也是在尝试了很多错误的做法之后，才终于找到了现在的方法。从成功瘦身以来的13年间，我的体重一次也没有反弹。

也可以说，我现在坚信自己一辈子都不会再胖起来了。我知道对正在考虑减肥的女性来说，总是很容易被"一个月减掉10斤"、"只要吃×××就可以轻松瘦身"等广告吸引。**但我在这里想要跟大家提倡的是"一辈子都不会再肥胖"的瘦身方法。**我希望那些在减肥上失败过很多次，或仅在某一段时间内减肥成功却又反弹的女性朋友都开始实践。相信我，你会有不一样的收获。

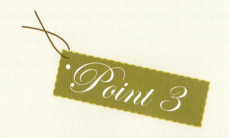

瘦身需要完美主义吗？不！
那正是失败的导火索

　　根据我的经验，我认为那些从一开始就抱有完美主义瘦身的人是注定要失败的。即便是在某一时期取得了一定的成效，也用不了多久就会很快反弹的；更有甚者，说不定还会超过瘦身前的体重！亲爱的朋友，不知道你有没有过同样的经历呢？

　　我现在是一家健身中心的负责人，每天都能听到很多女性跟我抱怨那样不愉快的减肥经历。健身中心开设至今已7年，这期间我有过当面接触的女性就超过了1000人，如果再加上通过邮件和论坛的间接交流的女性，那真是一个不小的数字呢。在和她们交谈的过程中，我更加坚定了自己的观点，那就是"减肥不需要完美主义"！

　　与男性相比，女性似乎更容易成为完美主义者。但越是追求完美，在实际减肥的过程中就越容易受挫，也就越容易造成如下的局面："算了！我再也不减了！"一下子全盘放弃。这是因为对追求完美的她们而言，是无法容忍哪怕一点小小的失败的。其实，我也有过这样的经验。明明都已经下决心"再也不吃甜食了"，但又总是经不住诱惑，只要吃过一次，那以前所立的誓言就会在片刻间土崩瓦解，随之而来的就是新一轮的狼吞虎咽。完美主义者由于无法接受失败，所以一旦结果不如所愿，就会在无形中积蓄很多压力，然后又会进一步导致大吃大喝的结果，最终陷入一个恶性循环当中。

　　人类的意志并没有我们所想的那么坚强，尤其是在减肥这件事情上，每个人都不应该太过于相信自己的意志力，不要用完美主义来束缚自己。要知道，唯有伴随着快乐心情的瘦身，才是你成功的最大秘诀。

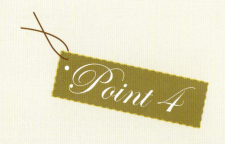

不要把运动看成是必须完成的任务，而是当做生活的一部分

从 33 岁减肥成功到现在这 13 年来，我接受了许许多多的媒体采访，我的生活发生了巨大的变化，但我作为家庭主妇的这个最基本的身份并没有变。我虽然会出现在媒体上，却不是艺人。就连接受杂志或电视采访时，我也没有造型师跟在身边，所有服饰都由自己打理，化妆也基本上由我自己完成。

现在，我们家 6 个人在一起生活。我们夫妇加上孩子共 4 个人，此外还有婆婆和我妹妹。我每天早上照例 6 点起床，先为大家准备早餐，送走丈夫和孩子之后我就开始收拾房间，然后去自己开办的健身中心上班。下午下班回家又开始忙着做晚饭。我的生活方式跟普通职业妇女没什么两样。唯一不同的，恐怕就是在做饭方面的注意事项了。我的婆婆患有糖尿病，所以做饭时要特别注意食材的搭配。而我的孩子正处在长身体的重要阶段，为此要为他们特别准备丰富的菜肴。我自己呢，虽然有一段时间控制过晚上的饮食，但基本上吃的饭菜跟大家都是一样的。由于我除了健身中心的工作以外，还会去演讲或接受采访，经常会在工作后受邀用餐，我每次也不推托，而是大大方方地和大家一起开心地享受美食。

  这就是我这 13 年来的生活。相信大家也看得出来，我并不是紧咬牙关，过着禁欲般痛苦的生活，直到 46 岁都能保持完美体态，完全得益于我选择了正确的瘦身方法。**如果你也想拥有不再复胖的完美身材，就千万要记住不要再将减肥视为一种定期反复的活动！要想成功，最重要的还是要选择可以持续下去的方法。**说到这里你该明白了吧，减肥不是一种压力，而应该是生活方式的一部分才对。

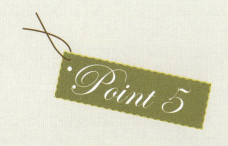

瘦身＝体重减少？
千万不要迷信这一点！
不要总想着去称体重

一旦开始了减肥计划，我相信很多人就会开始过分地重视自己的体重。<u>**这里想告诉大家的是，体重减少和减肥成功与否是两回事！**</u>如果你想要瘦得漂亮，不再反弹，那么请你一定要做好这样的心理准备——别再执著于所谓的"刻度数"。从今天起，不要总想着去称体重了，不要再让看到体重数字后时喜时忧的心情来折磨你了。

大家都知道，体重就是一个人身体的全部重量。这其中水分占据了大约70%，剩下的30%由骨头、内脏，肌肉和体脂肪，再加上你刚吃下去的食物重量组成。

通常我们所说的减肥，并不是指减掉体重，而是指减掉身体内多余的脂肪。只要成功地减掉脂肪就算是成功的减肥，而并非一定要让体重变轻。如果你总是执著于减少体重的神话，就会在不知不觉中陷入一个错误的旋涡中，从而过分纠结于"减掉多少斤"这种数值上的东西。这样一来，减肥就会变得很盲目，通常还会导致目标的偏移。本来是要减去身上多余的脂肪，最终却造成了体内水分的流失和肌肉的萎缩。**特别是在你的脂肪还没有减掉的情况下，肌肉的重量有所减少的话更会带来相反的效果。虽然从数值上看，你的体重确实有所减轻，但实际上你的身材并没有因此变好，身体原有的曲线也会在一定程度上遭到破坏，最终你实现的并不是美丽的结果，而只是单纯的体重的减少罢了。**最可怕的是，这种减肥的后果就是极易造成反弹，还会将你的体质变成易胖体质，以后想再瘦下来可就不是那么容易的事情了。

其实，只重视体重的瘦身是一种很愚蠢的本末倒置的行为，要知道，光凭数值是没法让你变漂亮的。

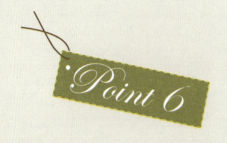

要多关注镜中的自己，
而不是体重的数字。
每天都要确认身体的曲线

  我在平日里很少去称体重。老实说，上杂志或电视访谈节目时，我告诉他们的体重并不一定准确。每次我都会很认真地回答说"我不清楚"，但总会有记者一定要追问到底。没办法，我只好即兴地编个数字来应付他们。比如，我觉得自己体重稍微变轻的时候，会告诉他们是 48 公斤，而觉得自己的体重又稍微长了一些的时候，就会告诉他们是 52 公斤。实际上，每个人的体重都是在不断变化着的，它和人的身体状况以及激素的分泌等因素密切相关。这一点，我在自己的博客里也有记载，我写自己的体重是 48 公斤～52 公斤之间（具体数值随当日身体情况有所浮动)。

我的身高是162厘米，相信很多人听到这个数值时一定会很吃惊地问我"那你实际上也没那么瘦啊"，可是对我而言，体重其实就是一个数值罢了，它并不能说明太多的东西。我之所以对体重不是很关心，就是因为我了解**体重多少和一个完美的身材之间并没有太多的关联。**

咱们举个例子吧，比如说腰围。请朋友们想象一下，同样是60厘米的腰围，放在身高150厘米和160厘米的两个人身上就会有非常明显的差异。换做胸围和腰围的话，也是同样的结果。也就是说，同样的数值放在不同的人身上胖瘦效果是不同的。我认为完美的身段不是由体重计上的数值来决定的，应该以外表上给人的印象作为基准才对。单纯地看数字是说明不了什么问题的。

正因为如此，我才建议你不要再受限于体重计或量尺数字的减肥法。**比起数值，我更希望你在意的是镜子里的自己。**我现在就养成了很好的习惯，每天早上起床都会检查一下自己的身材线条。穿上可以尽显身材的衣服，严格认真地检查身材远比看数值要更形象，效果更好。在这里，我也推荐大家一定要选择几套作为判断基准的洋装，用来观察自己身材曲线的变化。

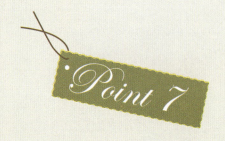

减肥会失败,是因为你曾经深信不疑的减肥常识,其实是错误的

现在无论走到哪里,都可以看到各种各样的减肥资讯。这大概是由于现在想要减肥的女性越来越多的缘故吧。可是有一点很奇怪,在减肥信息如此泛滥的时代,渴望瘦下来的人却还是有增无减。这难道不正说明这些资讯根本不是什么成功的秘诀吗?一项统计表明,在女性刚开始瘦身时,能够达到自己期待目标的,在100个人中最多只有5个。而且,5个人中还有4个在3年之内就恢复到减肥之前的体重了。从长远来看,并不能说她们瘦身成功了。结果是,减肥成功并能保持5年以上的比例仅占1%而已!反过来说,减肥失败

率竟高达99%，这真是一个让人伤心的数据。

那么，那些曾尝试过减肥的女性几乎都以失败告终，是因为她们的意志不够坚定吗？还是因为那些人都太愚蠢了呢？绝对不是！如果是那样判断的话，那么99%的失败率未免有点太高了。**我认为减肥之所以失败，是因为有99%的女性朋友深信不疑的减肥常识其实是错误的。**

特别让我有这种感觉的是"减肥成功总要伴随着忍受痛苦"的观念。既要忍受饥饿的折磨，还要强迫自己坚持做最大强度的训练……不幸的是，这种伴随着苦痛和压力的减肥并不能帮我们实现预期的目的。事实上，13年来我能一直保持这样的身材，正是因为我放弃了伴随着压力和折磨的瘦身方法。当然了，在找到现在的方法之前，我也是尝试了很多种方法，其中也大都需要忍受饥饿和压力的痛苦，所以可想而知，每一个我都没有坚持下去。

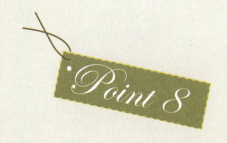

我们无法避免衰老，
但我们可以控制衰老的速度，
这只需改变一下生活方式

刚开始减肥的时候我很盲目，不像现在拥有正确的知识，我一直在各种错误中摸索。那时的我曾一度认为"只要不吃饭就可以瘦下去"，我尝试着忍受饥饿的折磨，但不久我就经历了一次"暴食——反弹"的下场。之后我又尝试着运动减肥，但是一向做事比较认真的性格这次却给我带来相反的效果，由于过于认真，最后造成训练过度，体能消耗过度……我经历了许许多多的失败。在经历过这些失败之后，我终于明白了"减肥不能勉强，那样的结果只有一个，就是失败"。之后，<u>我又很快发现"不重视人的'本能'的瘦身，即便真</u>

的瘦下来了，也不会变漂亮"，也明白了"坚持正确的瘦身理念就绝对不会反弹，而且还会减缓人体衰老的速度"的道理。

我想马上变漂亮！我想立刻瘦下来！抱着这样的念头，很多人义无反顾地踏上了错误的减肥路程。随着年龄的增长，如果你还坚持这么做的话，那么结果就只有一个：瘦身＝憔悴。你最终换来的将是一副衰老的姿态。这样的话，减肥又有什么意义呢？要知道，从内在散发出来的健康的元气才是美丽的源泉。所以，要想瘦身最重要的就是要保证身体健康！**我在这本书里所推荐给大家的方法，不仅能帮助朋友们实现美丽瘦身的效果，更重要的是能帮你保持健康，当然同时还有抗衰老的效果。**你也许会问为什么会有这么好的效果呢？答案其实很简单，因为我坚持尊重人的本能的训练方法，不会勉强大家做任何事情。当然了，瘦身并不是一件容易的事，我提供给朋友们的方法，也不是"只要如何如何就可以了"，同样需要大家的努力才能完成。但是有一点大家可以放心，我所介绍的方法并不枯燥，只要长期坚持一定会有让你意想不到的收获，而且效果更胜于其他减肥法。

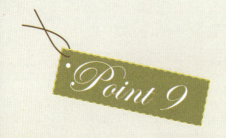

放任压力不管,脂肪就会囤积在腰部!甚至把你变成最讨厌的"小腹婆"

脂肪囤积最为厉害的部位,大概就要数腹部了。小腹囤积了如山的脂肪,这是让人下定决心减肥的首要原因,也是最恼人的原因。**如果你希望想办法处理肥滋滋的小腹,建议你一定要先改善你的压力。**

通常当我们感觉到压力的时候,身体会有什么反应呢?首先全身肌肉紧张,肺部扩大,开始吸入更多的氧气。随后心脏的跳动速度加快,大约相当于平日的5倍,血液里瞬间汇集了来自身体各个部位的能量!这就是人在面对压力时本能的生理反应。不论是精神方面的压力,还是身体方面的压

9. 1v1 VIP专属服务 * 1

光盘内容说明：

- **大球舞光盘1** [英文标识:SLIM]: 针对全身,以整体塑型为主.
- **大球舞光盘2** [英文标识:ABS]: 针对腰部和服务的局部瘦身.
- **大球舞光盘3** [英文标识:HIP & LEG]:2013版特别加强的篇章,针对腿部和臀部高效减肥.
- **大球舞光盘4** [英文标识:DIGEST]:从前三篇中精选出来的精华部分,合计30分钟.方便时间不充裕的胖友集中练习.
- **哑铃舞光盘1** [英文标识:FIGUREROBI]:针对全身,适合作为局部瘦身前的热身.
- **哑铃舞光盘2** [英文标识:FIGUREDUMB]: 消除"蝴蝶袖"的利器.专门针对肥胖的手臂.
- **哑铃舞光盘3** [英文标识:FIGUREDANCE]:运动强度最大,减肥速度最快的篇章.建议在熟练掌握其他篇章的动作后练习.
- **哑铃舞光盘4** [英文标识:FIGUREMAT]:以地上运动为主,针对下半身,以调节和收尾为主.

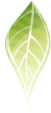

小贴士：

1.练习建议

前三天建议每天花两个小时左右的时间,跟着8张光碟完整的练习一遍.了解8张光盘的主要内容和主要动作.因为是学习和了解,所以不需要连续练习(很多胖友本身就缺乏运动,一次性运动两个小时也不现实).您可以根据自己的需要将这两个小时进行分割.

在您激活VIP身份以后,请根据客服的提示,提供您的个人资料.客服会帮您制定适合您个人的练习步骤.

2.练习时间

关于练习时间,网络上有太多的误传.根据郑老师本人及辅导上千万胖友成功减肥获得的数据:每天下午到晚上的时间,练习效果最佳.我们一般建议胖友在每天晚饭半个小时到1个小时之后练习.

3.更多问题

请随时致信VIP专属信箱:service@zhengduoyan.com.cn 您的客服专员会为您解答减肥过程中遇到的各种问题.

感谢您选择郑多燕减肥舞套装
现在,马上开始您的最后一次减肥之旅

1. 请查阅此说明函背面的套装明细,逐一核对,确保您已经收到所有的组件.
2. 请按照说明函中的提示,尽快激活的VIP身份.
3. 激活VIP身份后即可享受 1v1 VIP专属服务.

VIP身份激活流程

为了保障您的利益,请务必按照下述流程激活您的VIP身份.

第一步: 发送激活邮件至VIP专属信箱: service@zhengduoyan.com.cn
　　　　　邮件主题: 激活VIP身份
　　　　　邮件内容: 姓名 + VIP卡卡号 + 订购时填写的手机号码
　　　　　示例如下:

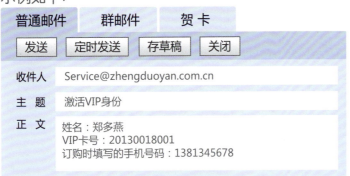

第二步: 等待VIP客服中心的工作人员审核.

第三步: 审核通过以后,即可享受 1对1 VIP专属服务.

★ 提醒: 客服中心的工作人员会在两个工作日内审核您的身份.审核通过后,会第一时间发送邮件提醒,请耐心等待!

VIP卡是您身份的证明,请妥善保管.

力，反应都是一样的。

　　远古以来，人类的本能就几乎没有发生变化，或者更确切地说，是从原始人开始就一直这样了。对于原始人而言，他们所面临的压力，是来自自然界的灾害或者猛兽的袭击。所以他们要最大限度地发挥身体机能来回避那些压力。可是现在我们却很少有必要将身体驱动到最大极限去避开压力。明明我们所处的环境以及压力的种类已经有了很大的变化，但身体的本能却维持在远古的状态，这就是问题所在。

　　当然，面对压力时，紧张的肌肉和强化的心肺功能随着时间的流逝很快就会恢复到先前的状况。但是汇集到血液当中的能量就会滞留在血液当中了！这些能量必须要回到原来所在的位置，或者暂时被储存到什么地方。然而，让这些能量回到原先所在的位置几乎是不可能的。**于是这些由各个部位聚集而来的能量，就自然而然地涌到了一个相对容易汇聚的地方，那就是我们的腹部！根据统计结果，越是容易感受压力的人，就越会出现腹部肥胖的迹象。所以说，松弛的腰部赘肉和突出的下腹，和压力是密切联系在一起的。**

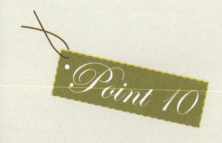

Point 10

接近 30 岁或 30 岁以后,请坚持"抵制衰老,轻松瘦身"的观点。相信自己不光是可以瘦下来,还可以重返年轻

"岁数越大,就越容易发胖。""就是减肥,也不比以前年轻那会儿有效果了。"……很多上了岁数的人都有过这样的感慨。造成这种现象的原因之一,就是基础代谢低下。所谓"基础代谢"是指,能够促进心脏和呼吸器官保持正常运作,能够维持生命所必需的最低限度的能量的消耗程度。再简单一点说,就是人在一天当中,躺在床上什么都不做时所消耗的能量。"既然是睡觉的时候所消耗的能量,那一定非常少咯。"

我猜很多朋友都会有这样的误解。其实不然。维持基础代谢，甚至要消耗掉人在一天中摄取的热量的 65% 左右。假设一个人在一天内从食物中摄取了 2000 千焦的热量，那么他用于新陈代谢的热量将达到 1300 千焦左右！这真是让人难以置信。通过这一点可以推测，基础代谢量越大，所消耗的热量就越大，即便是在不运动的情况下。也正因如此，大量脂肪在体内储存下来的几率就会大大降低。这一点是绝对不用怀疑的。

然而很遗憾的是，人的基础代谢量通常在 20 岁左右达到顶峰，之后随着年龄的增长就会变得越来越低下。可是我们并不能就此泄气，甚至放弃努力！**要提高基础代谢量，只要通过增加肌肉量就可以实现了！**相信大多数女性一听到"肌肉很重要"时，恐怕都会对此敬而远之。首先运动是件很麻烦的事情，其次还要担心肌肉过度发达带来的难看形象。可是我在这里讲的，并不是要大家练就一身发达的鼓鼓肌肉。只是衷心地期盼各位朋友能够明白一个道理，那就是肌肉在维持和提高新陈代谢方面是必不可少的。我们应该根据身体内在机能的变化巧妙减肥，这是抗衰老必须遵循的观点，也是持续有效减肥时必须掌握的关键点。

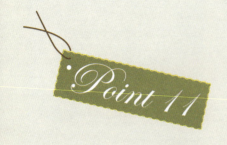

很多朋友都喜欢蒸桑拿。虽然蒸桑拿会让你大量出汗，却不会帮助你减掉脂肪

和其他人聊天说起减肥的时候，有件事让我非常意外。因为有相当多的一部分人竟然认为，只要流汗就能减肥。说来惭愧，在掌握正确的减肥知识之前，我也是这么想的。而且还曾经尝试过浑身缠上保鲜膜来强迫自己出汗的方法！现在回想起来，不禁为当时愚蠢的行为哭笑不得……

"想减肥，一定要减去多余的脂肪！"越来越多的人现在开始明白这一点了。但是却很少有人知道应对的方法。也一定有很多人还在不断地尝试着错误的方法。为什么会这样呢？因为还有相当一部分的人认为，脂肪会随着汗水一起排出体外！

洗桑拿，穿桑拿服，然后泡半身浴……相信有很多女性为了减肥，每天都在刻意地让自己出汗吧。可是结果如何呢？**尽管费了很大力气，出了很多汗，却对体内脂肪的燃烧没有一点儿帮助。没错，一点点帮助都没有。因为你通过出汗排出的都是体内的水分罢了。**也许你会说，可我称体重的时候，数值明显变小了啊。这不假。可是只要你再补充一点水分，数值很快就回来了。

当然了，我在这里并不是说出汗是件坏事。出汗可以消除水肿，减轻寒症，还有助于体内老旧废弃物的排出，让人神清气爽。同时，由于体温在提高，血液循环在加快，这都有助于暗淡的皮肤恢复光泽。总之，出汗是必要的。

为了消除身体的寒症，我自己也经常泡半身浴。但我还是希望大家可以明白，泡澡的效果和消耗体内脂肪并不是一回事。也许正在瘦身的各位朋友可以思考一下，自己现在所进行的活动究竟对瘦身有多大意义，究竟能对减肥产生多大效果。我相信只要你想明白了这一点，才能有效地持续减肥，最终达到令你满意的效果。

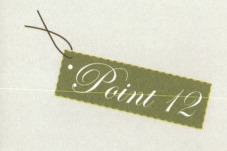

生理周期瘦身效果更加显著，事半功倍！好好珍惜女性专属的特权吧

女性的身体机能，是通过激素的作用来控制的。很多人都发现，不光是身体状况，人的心情、肌肤状况通常都会随着生理期的变化而变化。女性的雌性激素是指左右女性生理周期的动情激素和黄体酮。如果减肥的时候可以同时考虑到两种激素的平衡，那么减肥就会变得更加顺利。

比如，生理期之前很多人都会有身体水肿的情况，同时还伴随着食欲大增的现象。这些都是黄体酮起作用的结果。生理期前，黄体酮积极作用，会促使体温上升，促进水分和脂肪囤积。但由于自律神经在此期间容易失调，所以很容易造成压力堆积的情况，相反，生理期后到排卵期期间动情激素会处于较为活跃的状态，这不但可以有效促进体内循环，还能将多余的水分排出体外，基础代谢也会加速进行。

我自己也不例外，生理期前由于黄体酮积极作用的结果，就格外想吃甜点心或者比萨等平时不太想吃的高热量东西。这时我通常也不会勉强自己，为了不给自己增加额外的压力，还是会吃一点。相对的，我会在生理期后，立即进入瘦身状态，有意识地对各方面加以控制。**<u>特别是在生理期过后两周，由于动情激素还在积极地发生作用，这时如果配合健身训练的话，效果会很明显。所以如果你想突击减肥的话，千万不要忽视了这个重要时期。</u>**

正像我们前面所说的那样，"坚持不懈，减肥才会成功"，但是坚持下去就要做到有张有弛。而生理周期就可以作为一个很好的调整张与弛的过程。生理期是女性拥有的特权时期，很轻松就可以实现你瘦身的愿望。

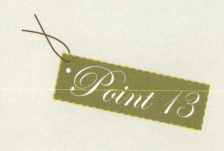

缺少热量不仅导致脂肪囤积，还会破坏我们的皮肤和内脏！切记寒症是女性的天敌

胖的时候，我曾饱受寒症的折磨。现在那些来找我咨询减肥的人当中，也有相当一部分人正在经受着寒症带来的痛苦。一般伴有寒症的女生，不光是身体表面较凉，她们的内脏也大多充满了寒气，因此很容易就会出现消化机能低下的毛病。我记得自己为寒症所苦恼的那段时期，胃肠也是分外地敏感。记得有一次，我和老公一起吃牡蛎，他一点事情都没有，而我却突患肠炎半夜被救护车送到了医院。<u>人体的消化机能一旦变弱，就无法很好地吸收食物中的营养成分。没有充足的营养补给，新陈代谢就会减弱。</u>

这样一来就极易形成易胖体质，而且一旦胖起来就极难瘦下去。另外，身体内的血液循环也会受阻，肌肤会变得干涩水肿，皮肤就会失去原有的光泽！

说起寒症，绝大多数情况都是由于体内血液循环不畅或是压力过大，并因此造成自律神经失调而引起的。自律神经可以调节人的体温，可是人一旦有了寒症，自律神经就不能很好地发生作用，自然就会影响到体温。近年来，寒症的负面影响被不断地报道出来，甚至还会造成免疫力、基础代谢的低下！所以，无论你是想美容，想要健康，还是为了减肥，都必须要消除寒症。

要想消除寒症，促进血液循环，就需要排除压力，从而保证自律神经正常地发挥作用。而改善这一症状最有效的方法，就是加强锻炼。

在这里，特别向朋友们推荐以下食品。在民间疗法和饮食养生中，这些食物也是占有一席之地的。比如生姜、红枣、蜂蜜、肉桂、大蒜等。大家可以根据自己的喜好和身体条件，有选择地摄取这些食物，在享受美味的过程中轻松改善自己的寒症。

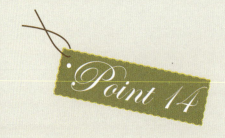

明确自己的瘦身目标。坚持下去,瘦身的成功率就会有不可思议的提高哦

许多人之所以想减肥,与其说是单纯地想变瘦,不如说是为了让自己更漂亮吧!其实每个人都一样,在做好减肥的准备之前,都应该问问自己"我想要怎样的结果"。明确了自己的目的之后,减肥才能更有方向。

可惜的是,一旦开始减肥,人就很容易受数字的左右,渐渐地就会想"我想再瘦5公斤""我想让腰围再减10厘米"。但是,亲爱的朋友们,跟着数字转圈并不能帮你实现目标。<u>为什么这么说呢?那是因为同样的数据,也会因为身高骨骼的平衡等原因,而产生全然不同的观感。</u>

也因此，我衷心地希望每位计划瘦身的朋友，都能首先明确什么样的身材才是自己理想中的身材。就像前面所讲到的那样，"以镜中的自己为基准开始减肥"。要知道，只有明确镜中自己的变化，瘦身才能顺利进行。

例如，我在开始减肥的时候，曾以自己常去的健身馆里的一位女性的身材为目标。她有着非常骄人的身材：圆润的翘臀，富有弹力又很有型的胸部。无论从哪个角度看上去，线条都是那么完美，那么富有魅力。

单拿出她身体的任何一部分都是我梦寐以求的。我每天去健身的时候，都要看她几眼，借以督促自己。

当然了，视觉化的对象不一定非要是现实中存在的人物。只要自己能够经常看到，并且不时会受到感染就可以。比如你可以选取喜欢的艺人或模特的海报剪下来挂在墙上，借此来勉励自己。对了，各位不妨在冰箱的门上也贴上一张，效果非常惊人哦！**<u>我当时不光在冰箱的门上贴了模特的照片，还有我自己当时的照片。这样一来就形成了极其鲜明的对比，从那以后我再也没有大吃特吃过！</u>** 我想说，这种预防吃的方法还真的很有效呢。

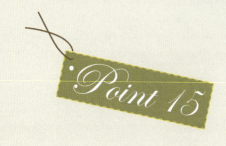

像哈利·贝瑞那样兼有女性美和健康美的身材，才是最理想的体型

大家理想中的身材，一定各有不同。**我觉得最理想的身材是拥有女性的优美曲线，同时又能绽放健康美光芒的体型。**这个想法自我开始减肥以来就没有改变过。

比如，女星哈利·贝瑞就是我的理想形象之一。她有着由高品质的肌肉衬托出来的美好曲线。那绝不是硬邦邦的肌肉女身材，而是拥有适度脂肪，巧妙地保持了女性的浑圆曲线，那是最叫我憧憬的。这样的体型，不能用胖和瘦来衡量，却洋溢着健康美。我和她岁数差不太多，所以一看到她那富有魅力的身材，我就浑身充满了努力的欲望和动力。

詹妮弗·洛佩兹也拥有曼妙的身材。她的翘臀是她最为明显的标记，其他的部位也在训练的作用下和臀部形成了完美的搭配。长期以来，我对自己的臀部总是抱有深深的自卑，所以就分外羡慕她的身材。我在生小孩之前很长时间，就开始烦恼自己臀部的线条了。那时我个子很小，屁股却很大，所以在穿裤子的时候，通常是上身会搭配一件宽松的针织衫或大的T恤。生完小孩以后，我对臀部的不满可以说是上升到了极点。但自从看了詹妮弗·洛佩兹的身材之后，我很受启发。即便是肥硕的臀部，经过长期的锻炼也可以塑造成非常完美的线条。

由于这两位女明星在欧美女星中都不算是身材修长的，也因此她们穿衣比例给了我很好的参考。**我们在瘦身的时候，选择一个和自己的体型相差很远的人作为模特是不现实的，但时刻在心中有一个目标却是非常重要的，而且不管你信不信，这确实对达到瘦身目标有绝佳的效果。**

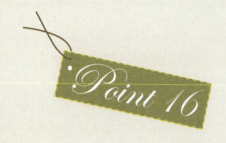

还在为橘皮组织发愁吗？
那就从现在开始，
养成按摩的好习惯吧

粗粗的大腿和肥肥的臀部都是脂肪极容易堆积的部位，一不留神就会出现凹凸不平的橘皮组织，那可真是让人讨厌。通常说的脂肪块，是指脂肪中的脂肪颗粒在吸收纤维素之后老化形成的块状物。让人烦恼的是，如果这些脂肪粒长时间堆积的话，就会慢慢地集中在皮下，并且慢慢变大。在此过程中，脂肪表面的纤维素会堆积起来，慢慢地就形成了橘皮组织。而且，更要命的是，随着年龄越来越大，橘皮组织就越容易出现，这也是脂肪在体内堆积最有力的证明。

橘皮组织是个很恼人的东西，哪怕你平时再怎么注意调整饮食，再怎么做训练，它还是会阻止纤维素的吸收，很难被有效地利用起来。而且，就算全身的脂肪在整体上减少了，一有机会脂肪块还是会迅速地堆积起来，已经形成的橘皮组织，就算通过减肥，也不太能够轻易消除。更要命的是，它可是瘦身的最大难题。**因此，如果要消除脂肪块，去除橘皮组织，就必须要尝试有力道的按摩，直到肌肤感觉到轻微的疼痛为止。只有这样，才能将脂肪块一个一个地慢慢消除掉。**需要提醒大家的是，**按摩一定要按到淋巴结，这样才有利于陈旧废弃物的排出。**淋巴结主要分布在人的脖子、腋下和脚腕处，实际操作起来手法也很简单，只要"朝着心脏的方向按摩"即可。通常我在按摩的时候，还会用一些芳香精油或是对消除脂肪块很有帮助的精油。有时候心情好了，还会泡精油浴，一边嗅着芬芳的气息一边按摩，同时还舒缓着身心，这真是人生的一大享受。

脂肪块一旦开始堆积，就会变得很麻烦。因此，每个人都要随时做好准备，不但要用心对付已经出现的脂肪块，还要格外小心防止新的脂肪块出现。预防脂肪块出现的最有效、最直接的方法，莫过于运动了。可以活跃全身的筋骨，有助于肌肉的积累，这样一来脂肪块就无处容身了。

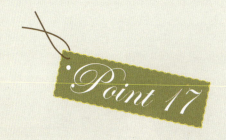

适度的脂肪是那些减肥总易反弹的同胞的大救星。因此,脂肪也不是永远都让人讨厌哦

所谓瘦身,就是要减掉身上多余的脂肪。但这并不意味着,人身上所有的脂肪都是不好的。在我看来,作为一名女性,适当的脂肪会使身材看起来更加完美。那些瘦得皮包骨头的人并不好看,而且没有丝毫的魅力。

一说起完美女性的代表,很多人都会不约而同地想到女星哈利·贝瑞,她的胸部、腰身、臀部恰好构成了一个完美的 S 形曲线。该凹的地方凹,该凸的地方凸,她的身材曲线非常地流畅完美。这样的身材,光凭瘦是永远都无法达到的。

换句话说,只有囤积了适度的脂肪才能有这种质感和线条。特别是女人的乳房，几乎全部都是由脂肪组成的。如果不顾一切地妄加减脂的话，很有可能会导致胸部缩小的后果。"丰满的胸部＝富有魅力"。其实，既然作为女性，就该凸显出女性独特的气质和线条。正是明白了这一点，我在瘦身和健身的过程中，从来没有忘记要让自己刻意维持适当的脂肪。

当然了，我们并不是单单将体脂肪留下来，重要的是配合部位的比例，结合各个部位的特点，配合适量的运动，需要有张有弛的努力才行。比如，针对胸部训练时，如果不加以运动而仅凭减小食量的方法，确实会实现瘦胸的效果。而且一般的瘦下来都是从上面开始，所以极容易就出现了"令人窘迫的胸部下垂"的情况。相反，**如果你配合适当的胸部锻炼的话，通过肌肉的力量就可以支撑起整个胸部，还有助于调整不完美的胸形。**黄金比例的身材，需要适度的脂肪，以及从内支撑起整个躯干的肌肉群才能实现。

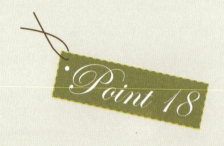

O形腿是许多人的困扰。要拥有修长笔直的美腿,最重要的是正确的走路姿势

我去过日本很多次,对一件事情的印象特别深刻。我觉得日本有很多女性走起路来姿态并不是那么自然。按理说,同为亚洲人,在骨骼和肌肉结构等方面应该没有什么差异,可是走路的方式却截然不同。

那些走路极不自然的女性,走路的时候大多骨盆后倾,大腿呈内翻的姿势。这种走路的方法,只利用了大腿后侧的肌肉,而前面的肌肉几乎没有派上用场。由于骨盆和脊椎节相连,因此不可避免地自然形成驼背,走起路来怎么看都像是在猫着腰。再加上,由于走路时大腿内侧用力,所以重心就落在了脚的外侧，O形腿就更加明显。

一个人即便再漂亮，再时尚，走路的姿态不好看，她的魅力就立刻大打折扣了。而且，这种走路方式还会加重下半身的苦恼。

实际上，脂肪有个怪癖好，它们总是喜欢聚集在平常很少用到的部位。**正是在脂肪的这种作用之下，平日里走路习惯用大腿内侧的人，她的脂肪就会很自然地转移到走路时几乎用不到的大腿前侧。遗憾的是，美腿最重要的肌肉，却集中在大腿内侧！**亲爱的朋友，如果你对自己目前的腿部线条不甚满意的话，那么不妨也来检查一下自己的走路方式，因为问题也许就出在这里。

走路方式不自然的原因主要有以下几种。首先可能是由于长期走路养成的坏习惯导致的骨盆变形。还有，就是如果左右腿长度不一的话（这一点可以从鞋跟的磨损程度来判断），骨盆变形的可能性就非常大！在这种状况下，即便减肥很成功，腿部变得很细，也很难拥有笔直的美腿。因此，在减肥的同时，还要配合骨盆的矫正，以正确的走路方式为目标哦。

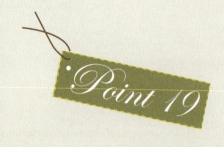

**高质量的睡眠有助
自行分泌回春的激素，
这不仅是返老还童的私家秘方，
还会加速减肥效果**

最近，我发现自己一下子变得忙碌起来。一个人不但要照顾六口之家，还要经营健身馆。不管多忙，我还是坚持好好经营自己的睡眠。基本上，我每天的作息都很有规律。早上6点钟就要起来为家人准备早餐，为了保证每天有7～8小时的睡眠，我就必须在晚上22～23点之间睡觉。虽然这样的时间安排相当紧凑，但也正因为我很忙，所以睡眠时间是我为了顺利消除疲劳，无论如何都一定要保住的重要时段。而且，我也亲身体验到"不管多昂贵的精华液，都赢不了高品质睡眠"的道理，所以唯独这点我是不会让步的。

　　实际上，**人在睡眠时身体就会分泌一种"返老还童"的成长激素，而它在一天当中分泌最旺盛的时候，恰好就是人们开始睡眠的时候。**成长激素可以说是一种非常有益的激素，**因为它不但能够有效促进新陈代谢，还能积极修复在白天受损的细胞。**当然了，它更重要的作用是帮助促进脂肪的代谢。而相反的情况是，睡眠不足则可以说是百害而无一利。睡眠不足不但不能帮助消除疲劳，还会阻碍"返老还童激素"的分泌。没有了这种激素，减肥就不容易成功，人也极容易变老。**还有一条被称作减肥的黄金定律，那就是："要想减肥成功，千万要杜绝吃夜宵！"换句话说，就是要在肚子饿之前抓紧时间上床睡觉！**如此坚持下去，一定会收到非常明显的效果。基本上我的饮食习惯是以"绝不让自己感到极度饥饿"为座右铭，但毕竟在睡前过度饮食会降低睡眠的品质，所以我还是会小心不让自己在睡前再吃东西。

　　当然了，生活习惯因人而异。我在这里也并不是说每个人都要"严守每天7～8小时的睡眠"。我只是想告诉大家，毫无节制地熬夜，无论对美容，对减肥还是对健康而言，都是件百害而无一利的事情。

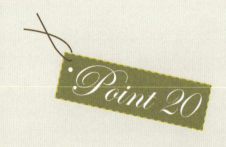

对家人和朋友大声宣布
"我在减肥"非常重要

我相信很多人都暗自下过这样的决心,那就是在别人不知道的情况下偷偷开始减肥,努力成功后再展示给众人一个全新的面貌!然而,我却主张大家尽可能地将减肥的愿望告诉给家人或是身边的朋友。为什么这么说呢?就我这样的家庭主妇而言,平日里单独做一份减肥食谱给自己吃总是件很怪的事情,而且一旦决定不吃饭的时候,家人往往又很担心,一定会追着问"是不是身体不舒服"。这样一来,减肥计划就很难坚持下去。<u>但只要向大家宣布"我在减肥",不仅比较容易得到家人的协助,减肥也能顺利地进行下去。</u>因此,像我一样的主妇朋友们,不妨也参考一下,相信一定会对你有所帮助的。

和朋友们在一起的时候也一样。一起吃饭或喝茶的时候,如果他们知道你正在减肥,也许就会有意识地选择一些更加健康的食物,自然而然地就帮到了你。而且,当你减肥不顺、灰心丧气的时候,有家人和朋友们的鼓励,你也一定会重新燃起新的希望。记得刚生完小孩那会,我的体重狂增了20公斤,随之而来的腰痛一直深深地折磨着我。为了减轻疼痛的症状,在医生的建议下我开始减肥。可是,那时的我对减肥知识可以说是一窍不通,因而总是在不断的失败中徘徊。我能最终坚持下来并达到今天的身材,完全是靠家人的支持。这里也要深深地感谢我的丈夫和婆婆,还有我的孩子们的大力支持。

开始减肥至今十多年,我终于练就了紧实又凹凸有致的身材,也成了一名营养学达人。可回想过去,真的常被错误讯息误导,减肥屡遭失败。后来之所以能成功,一方面在于自己坚持不断地积极搜集正确的减肥信息,另一方面也得益于家人和朋友们的帮助。我在书中多次提到,减肥需要长期的坚持!因为减肥就是一段漫长的路程,要在这段路程上走到光辉的尽头,就离不开家人和朋友的帮助。

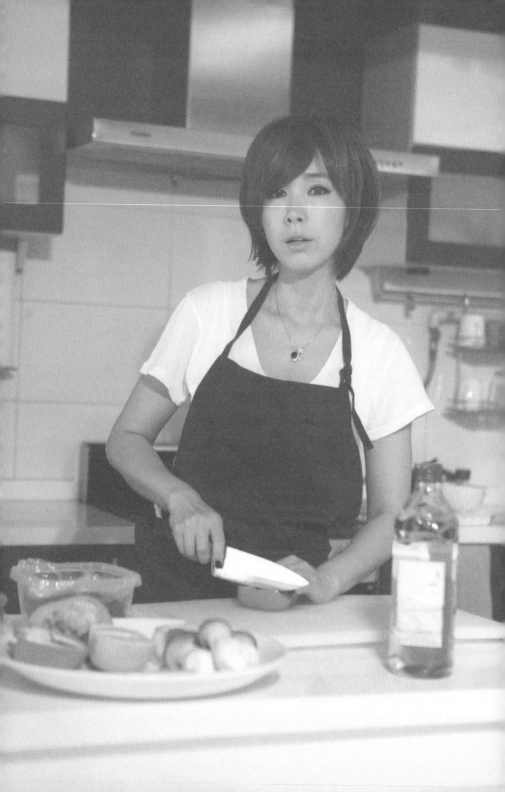

PART 2
饮食生活

禁食？那怎么行！
正确饮食的减肥法，
绝对是你一辈子的财富。

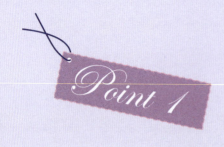

很多人对减肥都有误解，
认为"吃东西＝做坏事"。
不改变这样的错误认识，
瘦身永远不可能成功

　　我坚持认为，减肥失败的最大原因是"过度地控制饮食"。很多女性都错误地认为，只要不吃就一定能够瘦下来。为了尽早减轻体重，很容易就采取不吃饭的减肥法，极尽一切能事限制饮食，或者长时间持续只吃单一食物，这种想法和做法十分危险！因为这样的话，你就不得不一直和饿肚子做斗争。想要一辈子坚持不胖的身材，就一定要从脑子中去除"吃东西＝做坏事"的想法。

　　靠意志力来抵抗饥饿的减肥法，通常都不会太长久。就算在这一段时间内，体重确实有所下降，也只不过是一时的现象。人类生存的欲望本能不会允许空腹状态持续太长时间，在过度饥饿的情况下，就会持续发出强烈的警示信号："你一定要吃！"而人根本无法长时间抵抗这种本能性的命令。这个时候越是忍耐，形成的逆反也就越大，"想吃东西"的欲求也会变得越来越强。最终的结果可想而知，好不容易减下来的体重又很快反弹回去！所以，请抛开饮食万恶的想法吧！

  健康的体魄需要正常的食物供给来保障。食物被消化的过程，也是人体细胞吸收营养的过程，通过营养吸收它们才能转化成血肉。只要大家明白了食物对身体塑造的重要性，自然就会理解"吃饭"的重要性。到底是选择缺乏营养的垃圾食物或速食食物来塑造自己，还是选择由新鲜的蔬菜水果来塑造自己，全取决于你自己！只不过，想要变瘦变漂亮的话，请一定要记得正确饮食。没错，不是不吃，是要吃得聪明，这才是最重要的！

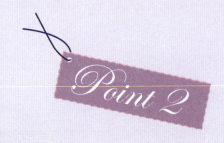

通过节食瘦身,相当于按下大脑里的"饥饿按钮"!不仅会马上复胖,还会让你比以前更胖

节食减肥法最大的弊病,就是将身体转换成省能源状态。人之所以会胖是因为身体吸收的热量大于消耗的热量,这是很简单明白的公式。可是长时间处在饥饿状态中,会大大降低新陈代谢的速率,而新陈代谢本可以帮助人体消耗 60%~70% 的热量。没错,明明拼命地忍耐,再忍耐,但让人心碎的是,身体竟然唱起了反调,变成不但瘦不下来,反而变成了易胖体质。

这是人类的本能作祟,是没有办法克服的。人类的本能是不为意志所控制的，这一点自古至今没有发生过任何变化。因此，如果长时间不吃饭、肚子始终处于饥饿状态的话，那么身体的本能就会想起几百万年以前的原始时代，误以为没有东西吃的饥荒时期再度到来。而在长达350万年的漫长岁月中，由于自然灾害而造成营养供给不足的状态，给人造成的恐慌和阴影实在是太强烈了。

　　当然，在基础代谢速度减慢之前，人类的本能就会发出"吃饭"的强烈信号。这个信号是如此强烈，以至于很多热衷于饥饿减肥的人，一下子就变成了暴食症。这样的结果只有一个，就是体重反弹，最终一切如故。**最糟糕的是长时间空腹，很容易导致易胖体质。而一旦败给本能的信号，就只有面对反弹的结局！**所以说饥饿减肥是百害而无一利的。

　　随着年龄的增长，如果还坚持节食减肥的话，不但不会漂亮地瘦下来，还极容易让人变老。实际上，在体内营养供给不足的情况下，人们衰老的速度会大大加快。再加上大脑营养跟不上，就很容易出现浑身乏力的状况！亲爱的朋友们，面对这么多的弊病，你还要坚持节食减肥吗？我想了解了这些，你一定会大声地说不吧。

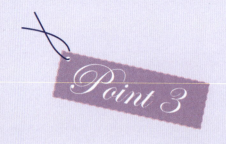

不要拘泥于一日三餐。
理想状态是像婴儿一样
少食多餐

自然界中的动物，为了能在野生环境中很好地生存下去，必须囤积适当的脂肪，比如，脂肪看上去很丰厚的河马和大象。由于它们行动缓慢，所以为了避开被捕食的危险，它们就逐渐进化成现在这种体型。而相对的，像猎豹一样的动物则是靠行动敏捷的优势来捕食猎物，因而对它们而言，过厚的脂肪反倒成了累赘。

但是人类却饱受肥胖的痛苦。除了人类以外，会有肥胖问题的，就只有我们豢养的宠物和家畜了。那么，到底是什么原因导致了这种差异呢？原因就在于我们错误的饮食方法。野生动物摄取食物通常是根据自身需求发出的信号来决定的。而我们人类，则不是根据自己的食欲，而是根据时间来决定每天的饮食，也就是说我们一日三餐的饮食习惯。**<u>实际上，在我看来，这种不凭食欲而凭习惯来吃饭的饮食方式，正是肥胖的元凶</u>**。如果我们是根据本能来决定饮食的话，那么一旦吃饱就会自觉地停下来。就像野生动物那样，饥饿即食，饱腹即停。而我们人类在很多情况下，即便不饿也还是会根据习惯继续吃饭。这是因为人类自从养成一日三餐的习惯之后，身体各方面的结构也相应地发生了变化的缘故。但是，人体的机能却还没有进化到完全适应的程度，于是多余的能量就会变成脂肪，囤积在人体当中，并最终导致了肥胖。

想想看，到现在为止能够按照本能的欲求摄取食物的，是不是只有刚出生的婴儿呢？他们感到饿了就吮吸妈妈的奶汁，吃饱了就停下来，完全是按照自己的本能来控制饮食的。试想一下，是不是婴儿这样的饮食习惯才更为适合我们呢？

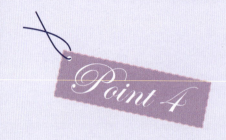

我从没挨饿，一天吃六到八餐，不但瘦了二十公斤并且再也没有反弹

在我了解到有如婴儿般顺应本能的饮食方式，才最符合本能之后，我的饮食生活就发生了巨大的转变。我首先做到的就是，在不饿的时候坚决不吃东西！后来我就经常随身带一些食物，感觉到饿了就吃一些。当然了，我还是很珍惜和家人在一起的机会，一日三餐照样和家人一起吃。由于改变了饮食习惯，以前吃饭过快和过多的毛病都得到了改善。多亏随身携带的小零食，才使我不会有空腹感，吃饭的时候也可以慢慢地咀嚼来细细品味一下饭菜的香味了。

按理说，每顿饭之间吃的东西应该叫做零食，但是我并不这样想。只要吃到腹中，都应该算作是吃饭。所以对我而言，并没有固定的吃饭时间。

只不过，我相当留意一天的进食总量。重点在于维持吃的总量，但增加用餐的次数。比如，吃早饭的时候，你可以只吃一半的分量，剩下的一半留在上午。当然了，吃的东西并不一定是米饭和点心。**像苹果、香蕉等水果，或是红薯和牛肉干等都可以。**同样的，午饭的分量也要适当减半，然后在晚饭之前再吃一些，这样晚饭的分量同样可以减半。每个人可以根据自己的身体状况作出选择，再细分下去也是可以的。没有了空腹感，心情往往就会保持在一个很稳定的状态中。而且时不时地吃点东西，有助于促进胃肠的蠕动，加快食物的消化，加大热量的消耗。这种饮食习惯不利于脂肪的囤积，因此身体就很难胖起来。此外，坚持这种饮食方法的话，血糖值也不会出现急剧上升的情况，因而也具有很好的抗衰老效果。亲爱的朋友们，你还在等什么呢？

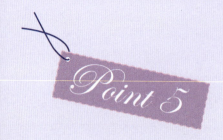

Point 5

虽然饿肚子不是好事，但夜宵还是要杜绝。睡前三到四小时停止进食

过度饥饿就相当于被按下了暴食按钮，不但容易导致狼吞虎咽的暴饮暴食，还会造成血糖值的急速上升。如此一来，不仅对减肥无益，还会对血糖造成影响，甚至加速衰老的过程。所以说，饥饿是美容大敌，唯独深夜的饥饿另当别论。<u>在深夜吃东西，会很难避免营养在没有被使用的情况下入睡。这么一来，你所摄取的营养就不会被当成活动能量消耗掉，会直接转化成脂肪，而且不知道为什么最容易囤积在腹部</u>，因此常吃夜宵的人，都逃不了腹部肥胖的命运。所以，一定要小心哦！

此外，如果食物没有被及时消化，还会影响到睡眠的质量。睡眠期间是有效修复受损细胞、促进脂肪代谢的最佳时期。因为这段时间内成长激素的分泌最为旺盛，所以要想有完美的身材就必须保证高质量的睡眠。我每天早上 6 点就必须起床，为了保证足够的睡眠，一般都会安排自己在 23 点就寝。由于睡觉前 3～4 小时内最好避免进食，所以我一般将最后一顿饭安排在晚上 19 点钟。当然了，有时候也会和朋友在外面吃饭，所以并不是"时刻坚守"这个时刻表。不管怎么说，最重要的还是要根据自身的情况来制定相应的方法。

万一真的因为饥饿而无法入睡，建议不要吃固体状的食物，可以适当选择流食来对付，比如温热的牛奶、豆浆、蔬菜汁等都是不错的选择。 这么做也是为了避免给胃增加额外的负担。当然了，饮用时也不建议一口气都喝完，而是尽量慢慢地去品味。不过话又说回来了，适当的空腹比起过度饱腹而言，更容易让人入眠，所以在能克制的情况下，睡觉前尽量不食用任何东西为好。只要盖上棉被，等你醒来，已经是隔天清晨了！

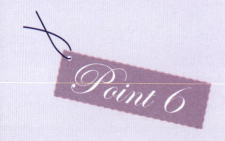

身体的 60% 以上都是水，水真的可以促进新陈代谢，而且有助于改善肌肤暗沉

你每天能喝多少水呢？要想减肥效果明显的话，水分可是必不可少的东西。不，与其说水分，更确切地说，应该是水。我自己就非常喜欢喝水。外出时，既不带饮料也不会带茶，首选的永远都是矿泉水。平日里，早上起床后、洗澡前也是我喝水的固定时间。早上一杯水，有助于清肠胃；洗澡前一杯水，洗澡时就会大量出汗，从而促进陈旧废弃物的排泄，还可以消除水肿。另外，在运动的过程中，也要在感觉到渴之前为身体及时补充水分。

健身的过程中及时补充水分,能够有效分解体内脂肪,促进肌肉生成。

　　水还有很多绝妙之处,不但可以促进体内循环顺畅,还能加快新陈代谢,促进细胞再生,提高肌肤的光泽度!另外,还有助于消除肿胀。

　　我每天的饮水量至少为 2 升,而且是常温的水,而不是冰水。如果光喝水没什么味道的话,还可以榨酸橙或柠檬水喝。想喝热饮的时候,不妨来杯温热的花草茶。咖啡和红茶等有咖啡因的饮料有利尿作用,无法补给水分,最好当成是转换心情的嗜好,偶尔喝喝就好。水也分成很多口味,硬水和软水也有所不同,找出属于你自己的水吧!对了,酒精会吸收身体的水分,所以建议你喝酒时,也同时喝等量的水来补充吧!

专门安排一个星期来调整饮食习惯,均衡营养,照着做就没问题了

相信大家现在一定都相当清楚"过度饥饿是减肥大敌"这句话的意思了。所以,为了不让自己有空腹感,"少量多餐"相当重要。当然了,营养的均衡性也同样很重要。饮食是塑造我们身体的营养补给源。营养均衡的饮食习惯可以帮助我们的肌肤获得新生,有助于头发的生长,还能提高肌肉的质量。除了对外表有促进作用以外,还可以加强新陈代谢,帮助我们从内到外都瘦下来。为了避免饥饿,我们需要不断地补充零食。

<u>如果营养不均衡,人的大脑就会受到影响,感到不满足。</u>

这就是人为什么在肚子很饱的情况下，还会产生"还是很想吃"欲望的原因。所以，均衡的饮食对大脑、心脏和身体而言，都是至关重要的。

提高进食的频率对身体很有好处，可是仅凭一顿饭来平衡营养是不太可能的。因为每顿饭的分量实在是太有限了。最好的办法就是平衡一天所摄取的营养，可这对于忙碌的都市人而言，似乎也有点困难。因此，最好的办法就是保证一周内的营养平衡。做到营养平衡并不是说要大家将蛋白质、脂肪类、碳水化合物、维生素等分门别类地摄取，而是在摄取多种食物的过程中，自然地实现营养均衡。

天然食品除了已知的营养素之外，还潜藏着神奇力量，足以带给我们微妙却美好的效果。所以，建议大家无论是蔬菜、鲜鱼和肉，请千万不要一直吃单一食品，且尽量避免选择前一餐已经吃过的东西。多吃不一样的食物，就能让你瘦得漂亮，这可是返老还童的秘诀哦！

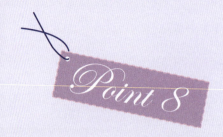

现在很流行低碳水化合物（不吃淀粉类食物）减肥，长期使用这种方法，会变易胖体质

除了希望大家不要一直吃同样的东西，而是尽可能吃各式各样的食物之外，同样的，我也希望大家千万不要刻意只排除一种食物（营养素）。最近流行着一种新的减肥方法，就是通过最大限度地控制碳水化合物的摄取来实现瘦身的目的，其实这是非常危险的。

为什么这么说呢？首先这种方式不能促进脂肪的分解，反而会导致肌肉功能的下降。诚然，碳水化合物很容易改变体内的脂肪含量，但它也是人体必不可少的营养素之一。一旦停止摄取，那么体内脂肪在被分解后就会迅速转化为糖类。很多崇尚低碳水化合物减肥法的人都只是看到了其短时间内的效果，但长期下去就要面临着肌肉被分解的状况。肌肉的合成需要大量的胰岛素，而这种饮食方法恰好会阻碍胰岛素发生作用。

也许有人认为："只要体重下降，肌肉被分解了我也不在乎！"大家千万要摆脱这种错误的思想。不管怎么说，身体健康都是最重要的。其实，减肥最好的伙伴就是基础代谢，它能在我们睡觉的时候继续消耗多余的能量，而基础代谢与肌肉成正比。**因此，如果任意减肥，很容易将自己变成"节能模式"的体质，也就是不容易变瘦，却极容易发胖的体质。所以从长远的观点来看，这种方法也许会变成减肥的大障碍呢。**

其次，大脑里的营养素是葡萄糖，葡萄糖的重要补给源就是碳水化合物。大脑可谓是一个大大的偏食家，它只吸收葡萄糖。如果停止碳水化合物的摄取，那么大脑营养素就会跟不上，就会出现无力、心慌的情况。能量不足，疲劳就很容易袭来……如此下去，活力不再，魅力自然也就会减半。

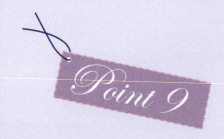

鸡胸肉、鱼肉、鸡蛋……
多一点,再多一点,有意识地摄取蛋白质

我说过好几次,为了减肥不复胖,提升基础代谢率绝对是必要的!基础代谢率与肌肉成一定比例,肌肉的合成则依赖于蛋白质。没有蛋白质,想达到减肥的效果无异于痴人说梦。因为蛋白质不但是肌肉合成所必需的营养素,还是体内细胞的基本组成成分。我们的身体,无论是皮肤、头发,还是内脏和肌肉,都是由蛋白质组成的。

身体内含量最多的是水分,其次就是蛋白质了。所以,蛋白质也是构成人体的主要成分之一。蛋白质不足就不可能漂亮得起来!我们亚洲人的主食与西方人的主食相比,蛋白质的含量普遍偏低，所以很容易出现蛋白质摄取不足的情况。即便是好不容易瘦下来了，但是毫无弹性的肌肤和枯燥的毛发也总让人很烦恼。

只不过要小心的是，一次性补充大量的蛋白质也是没有任何效果的。除了人体吸收的部分蛋白质以外，多余的蛋白质无法在人体内储存下来，会随着尿液排出体外。补充蛋白质最有效的方法就是通过食物摄取。此外，时不时地食用一些含有蛋白质的零食还有助于控制食量！实际上，比起碳水化合物和脂肪而言，蛋白质比较难消化，所以在胃内停留的时间较长，因此人会有饱腹感。同时，由于消化蛋白质需要消耗大量的能量，所以比起含有同等热量的其他食物而言，更不容易使人发胖。

在这里要提醒大家留意的是，一般蛋白质含量高的食品，脂肪的含量也较高。所以**通常我会有意识地选择鸡蛋、鸡脯肉、鱼肉、红肉，以及大豆制品等脂肪含量较少的高蛋白食品。**

与其花时间去计算热量,我更希望你学会享受食物,细细咀嚼,慢慢品味

少量多餐,不饿肚子!同时为了保证营养均衡,食物就不能局限于一种,尽量吃各种各样的食品。我个人所提倡的减肥方法重点就在于<u>"不是不吃饭,而是要知道怎么吃"</u>。按照我说的方法坚持下去,由于营养吸收很全面,人的身体会有一种满足感,饱腹感也会比较强,这能有效地防止饮食过量。除此之外,还有一点希望大家能够注意:吃饭的时候要"细嚼慢咽"。希望大家能在每日三餐中加以实践,去外面聚餐时最好也能坚持,慢慢地你就会看到效果。

要想一辈子拥有曼妙的身材,就要坚持瘦身。但是要持之以恒，最大的禁忌就是太勉强自己，给自己太大压力。所以最好的办法就是把瘦身当成生活中的一部分，怀着享受的心情坚持下去。偶尔和家人或朋友到外面大吃一顿，却要在脑中思考食物的热量并节制自己是一件很难受的事情。想想看，一边和朋友们开心地聊着天，一边还要努力控制自己的食量，这是件多么痛苦的事情啊。在这里，我为大家介绍一个既能享受美食又能避免吃得过多的方法，那就是细嚼慢咽！

我们能否有饱腹感，与瘦体素这个激素大有关系，可是，它得在用餐时间开始后20分钟才会分泌。吃饭速度过快的人，通常在感觉到饱之前就已经吃下太多东西了。所以，明白了这一点，以后和朋友们出去吃饭的时候，就可以一边聊着天，一边慢慢地、细细地品味美食了，再也不用担心会吃太多，也不用担心身上会长肉。

停滞期是你减肥成功的证明，准备重新设定基准点吧

减肥持续一段时间后，最初不断下降的体重会在短时间内一直保持在一个数值上，这就是所谓的停滞期。就人体的结构来看，这是极为自然的，但看着毫无变化的体重数字，还是会觉得压力很大。我自己在刚开始减肥的时候，也十分关注体重计上的数字，每次看到纹丝不动的数字就备感压力，所以大家的心情我十分理解。

但是，对于体重的停滞期我们却应该持欢迎的态度。我们的身体有一种特质，就是会认定现在的状态最好，而维持现有状态。也因此，刚开始减肥时的身体会成为你的基准，被身体视为必须维持的标准点。这时候，如果再持续减下去的话，身体就会发生变化。不光是体重，身体脂肪、肌肉量都会跟着发生变化，身体本身也会认识到"是时候该改变基准了"。换句话说，停滞期就是最好的证据，是身体本身对所发生变化的一个认识，证明自己经过变化的身体被认定为标准点，同时，停滞期也是改变标准点，调整身体结构所必需的一段时间。

当然了，停滞期并不是只有一次。就拿我个人来讲，从减肥开始到 33 岁成功瘦下 20 公斤为止，这期间经历过很多次的停滞期。刚开始减肥的时候，每遇停滞期我都觉得很有压力，时间长了就慢慢发现**"停滞期正说明了目前的方法是正确的"**。话虽如此，可是每次看到体重计的数值没有丝毫变化时，我的心里还是很不舒服，所以减肥中途我就干脆把体重计抛在一边，不看体重计了。

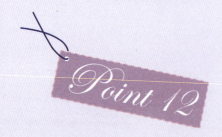

为了对抗饥饿,我通常会在包里放特制点心

我每天吃 6~8 顿饭。平时还要经营健身房、做瘦身方面的演讲,在外奔波的时间很多,所以每顿饭都在家里吃是不可能的。**我的解决办法就是携带自制的便当和点心。**一般情况下,我都会提前确认好自己当天的行程安排,然后挤出时间做好便当再出门。为了保证均衡摄取营养素,**在食材选择上我会尽量避免重复,两餐的菜色不会重复。同时还会综合考虑到碳水化合物、蛋白质、脂肪的均衡性,我认为这三者缺一不可。**

比如,我某一天的便当是粗粮饭外加烧鲑鱼,再配以辣白菜和煎鸡蛋、凉拌黄瓜。而另一天的则会是大豆饭加煎鸡蛋、凉拌菠菜、炒胡萝卜、红烧豆腐。由于我一天吃很多顿饭，所以每次的量不必准备太多。如果外出时间较长的话，那我除了吃便当，还会用盛点心的盒子装几个煮鸡蛋或是蔬菜棒、水果之类的，在饿的时候用来填肚子。

　　当然了，很多时候，由于时间关系，我并没有充足的时间来准备便当。在这种情况下，我会随身备一些坚果、干果等。对了，还有每次必不可少的红参。我个人认为，食物还是天然的对身体更好一些，所以我选择时通常都会避免那些过度加工的食物，防止其中的化学成分进入体内产生副作用。这也是我很少购买加工食品的原因。在条件允许的情况下，我都会自己做食物，或是选择加工度较低的食品。

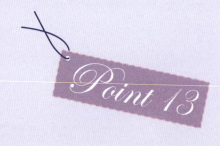

周日是身心灵解放日!管他什么讨厌的热量,比萨也照吃不误

对我而言,每个星期天都是解放日。这一天,我不用强忍着自己,可以尽情地吃自己喜欢吃的东西。当然了,解放日不止是我一个人的节日,还是我们全家共同期待的日子。每逢星期天临近,丈夫和儿子就会满怀期待地问:"这周日吃什么呢?"这一天的晚饭通常都是到外面去吃。孩子们既可以吃到喜欢的比萨和意大利面,还可以享受到美味的烤肉。<u>到了餐厅,大家可以任意选择自己喜欢吃的菜,但不可以只点一种菜,一定要保证食物的多样性。当然了,量多一些也无妨。比如在吃烤肉的时候,除了有意识地选择不同部位的</u>

肉以外，我们还会相应地搭配沙拉、莴苣、汤饭等。

一天到晚都被各种条件控制着的减肥也许真的很有效果，但也着实让人觉得痛苦，因而很难持久。这样最可能出现的结果就是前功尽弃。再者，吃饭对于人们而言，不光是为了补给日常所需的各种营养，也是一个愉悦身心的活动。和最爱的家人围坐在一起，一边品尝着美味的饭菜，一边开心地聊着天，这样的时候对我而言，美味的不光是食物，还有一种心灵上的富足感。所以，吃饭的时候是我一天当中最为开心的时刻。如果在这一天不小心吃多了也不要紧，第二天适当加强一下锻炼，有意识地控制一下食量就可以了。又不是每天都吃那么多，所以偶尔纵容一下自己就别那么内疚了！其实，做任何一件事都要有张有弛。人生漫长，如果没有了乐子，那该是多么无聊的一件事啊。

当然了，纵情地吃自己喜欢的东西也不能一次吃太多。**一定要少量多餐，建议大家分多次吃，每次吃一点。并且，各种各样的食物都要适当吃一些。只要能坚持这两点，你就可以无忧无虑地享受美食的滋味了。**这时候就算是大快朵颐，也不必担心过量。

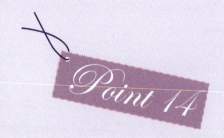

若非要我推荐一种不可或缺的食材，那一定是大蒜

经常听到广告上宣传，说某种食材"减肥很有效"，那可不可以单纯地只吃这一种食材呢？**我要再强调一次：要瘦得漂亮，均衡摄取各式各样的食材是相当重要的，**蔬菜和水果、肉类和鱼、贝类，还有葱姜蒜和香辛料等。对各种食物都有兴趣，再加上讲究吃的方法，才能最终拥有人人羡慕的完美身材。

如果非要我从这多种食材中选择一种作为必不可少的食材的话，那么我会毫不犹豫地选择大蒜。因为大蒜不仅能够起到很好的调味作用，而且对减肥、美容、健康都有不错的效果，因此建议大家在日常生活中要积极摄取。实际上，大蒜对于减肥的作用早已得到了证实，韩国农村振兴厅的农村资源开发研究所已通过动物实验得出了非常明确的结论。实验将小白鼠作为对象，分成两组，一组食用的是只含有高脂肪的饵料，另一组食用的是拌有蒜汁的高脂肪饵料。结果，第一组小白鼠的体重每日增加了0.2克，而第二组小白鼠每天的体重增长量仅为第一组的45%，即0.09克左右。此外，大蒜还有降低胆固醇和血压的作用。

很多人也许会说，大蒜的效果是很不错，但是由于味道过重，要是每天吃的话，可能……确实，礼节也是我们应该注意的。有此顾虑的朋友不妨来试一下黑蒜吧。**黑蒜是用大蒜发酵制成，通过发酵提升了抗氧化作用，同时也大幅抑制了味道，所以我经常食用黑蒜。**大家不妨也尝试一下吧。

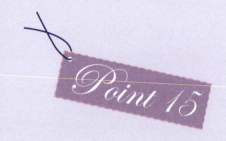

就像每天都要卸妆,身体也要定时清理!食物纤维就是最好的清洁剂

你是否每天都定时排便呢?要想将体内的老废物质排出体外,那么排便就是必不可少的。因此,如果得了便秘,老废物质就会滞留在体内,不仅会造成青春痘或皮肤粗糙等现象,持续下去,严重者还会出现内分泌失调等症状。宿便停留在体内,小腹的凸起就很明显。排便其实就是身体在通知我们"体内已经被清干净啰",真希望大家每天都可以收到这份通知。

可是,无论宿便对身体造成多大的负担,我都不太赞成依靠药物来解决。

我推荐大家使用食物纤维。食物纤维能够增加排泄量，促进大肠蠕动，从而达到消除便秘的目的！食物纤维还可以吸收肠内的脂肪，并将脂肪带出体外。而且，食物纤维含量丰富的食品多是耐嚼食品，这样一来人们会无意识地增加咀嚼次数，使细嚼慢咽成为可能。食物纤维在胃里也很容易膨胀开来，使人容易有饱腹感，因而也有助于预防吃得过多。

要有效地摄取食物纤维，首先只需将主食换成非精制谷物（如糙米和全麦面粉）即可，简单又方便！将豆类和谷类混合在一起吃也是不错的选择。另外，蔬菜和水果的果皮部分也含有大量的食物纤维，所以在可能的情况下建议连皮一起食用。 我平时吃苹果和葡萄的时候就是连皮吃的。**菌类和根茎类也含有大量的食物纤维。** 从基本上来说，只要你在平时有意识地摄取多种食材的话，食物纤维就不会缺乏，你也就会与便秘绝缘了。我以前也曾面临着便秘的烦恼，但是自从掌握了正确的饮食方法以后，就与便秘绝缘了。每天早上定时排便过后，我一天的心情都会变得很轻松。所以，请有意识地摄取食物纤维，尽情享受轻松畅快的生活吧。

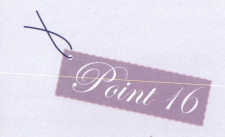

46岁的我比20岁时更美，美丽和健康的秘密兵器就是红参

我今年46岁，但气色却比周围同年龄的人好很多。我认为这得益于良好的饮食习惯。蔬菜和水果是大自然赐予我们的美食，里面除了含有丰富的植物化学成分以外，还有很多对身体有益的微量元素。肉类和鱼类也是一样，尽量避免总是食用某一种食材，要通过多种类的摄取来保证营养的丰富性。在营养补给方面，比起人工和化学产品，天然食材对身体没有副作用，不仅对身体比较好，也更让人安心。所以我平时很少吃药或是其他营养素。我坚信，健康的饮食才是塑造身体健康美丽最关键的因素。

也因此，**我在出差时，会将定制中药当成护身符，它是将灵芝、桂皮等中药材配合个人体质煎煮过后制成的药丸。**这些食材很普通，任何一个中药铺都有卖，所以这些材料很容易买到。我之所以会选用这几种材料，是因为这些全部是天然产品，**红参更是我的必备良药。红参有消除疲劳，增进耐力、抗压力等多项健康功效。**实际上，这次和我一起录制完美曲线操 DVD 的几个年轻的教练也都非常钟爱红参。我通常是在中药店里购买红参，回来后用药罐煎好早晚服用。出国时，我也会从免税店里购买一些红参粉带过去。

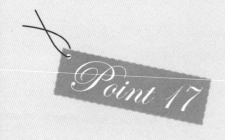

远离手脚冰冷，防止水肿，养成容易代谢水分的体质很重要

很多女性都有手脚冰冷的困扰，这些人似乎也都有水肿的烦恼。对付手脚冰冷和水肿，好的生活习惯是必不可少的。除了之前提到的正确的饮食习惯以外，还包括定期的健身，坚持每天泡澡等等。还有一点很容易被大家忽视的，那就是体内水分不足也与水肿有着不可分割的关系。

通常水分代谢不佳，也就是排水不好的体质，就容易水肿，也就是说水肿是由于体内水分代谢不好引起的。于是，很多人为了避免水肿都会尽可能地克制水分摄取，其实，这种想法是完全错误的。<u>水肿之所以会发生，是因为水分与陈</u>

<u>旧废弃物和多余的盐分结合在一起后滞留在体内引起的，所以有水肿的人更应该大量喝水，水能帮助促进陈旧废弃物和盐分从体内排出。</u>消除水肿的水分补给，可选用矿物质含量丰富的矿泉水，或者有条件的话，可以选用玉米须茶。3大杯的水加上80克左右的玉米须，煮上两小时即可。熬好的玉米须汁芳香宜人，非常可口。此外，民间还流传有熟南瓜加蜂蜜熬汁的方法，据说效果也不错。

另外，人在疲劳时，代谢速度下降，陈旧废弃物滞留在体内，就更容易出现水肿。遇到这种情况，可以有意识地在米饭中添加一些红豆或黑豆，二者不仅能够消除水肿，还有很好的滋养效果。第二天，你就会惊喜地发现，疲劳和水肿得到了很大程度的缓解！此外，<u>盐分摄取过多时，可适当多吃些钾元素含量丰富的水果。</u>水果中含有丰富的抗氧化成分，在有效防止水肿的同时，还有很好的抗氧化作用。我每天都会享受水果带来的完美效果。当然了，<u>水果中毕竟含有糖分，所以晚上尽量不要食用，食用的时间最好能控制在下午17点之前。</u>

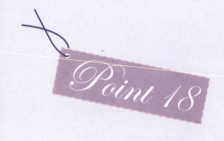

如果不重视雌激素的话，就无法拥有迷人的胸部曲线

脖颈到胸部圆润的线条、富有弹性且坚挺的完美胸部，这应该是女性最有魅力的地方吧，大概没有什么比露肩装更能凸显女性的身材了。我认为完美的胸形和质感比单纯的大胸更有魅力。要想打造完美胸部，光滑而有弹力的肌肤是基础。胸形可以通过运动来改善，但是细腻富有弹性的肌肤和每天的饮食有很大关系。打造光滑细腻有弹性的肌肤，离不开胶原蛋白。所以我平时会有意识地摄取含有胶原蛋白的食物。

胶原蛋白是维持肌肤年轻和头发健康、保持女性特有线条所必不可少的一类雌激素。胶原蛋白还能提高新陈代谢能力，强化骨骼健康，调节人的心情。如果胶原蛋白作用活跃的话，不仅可以塑造诱人的女性曲线，甚至还能让自己拥有闪闪动人的秀发和积极开朗的心情，这时候再穿露肩装就会显得更加迷人。当然，只要胶原蛋白达到平衡，生理痛、月经不调，及更年期障碍也就自然能获得改善。

大豆在人体内可以发挥类似于胶原蛋白的作用，石榴中也含有丰富的植物胶原蛋白，二者在提高胶原蛋白含量方面的作用相信很多人已经有所了解。但是很多人所不了解的是，胶原蛋白只有在和矿物质及维生素保持均衡的情况下才能积极地发挥作用。矿物质与雌激素的合成密切相关，而维生素可以帮助人们调节雌激素的平衡。所以**为了促进胶原蛋白发挥作用，我会有意识地选择苹果、樱桃、石榴、土豆、胡萝卜、大蒜、大豆、啤酒花、大麦、荞麦等食材。**请大家也积极地尝试一下吧。

郑多莲的
一周饮食日记

1天6餐
少量多餐
瘦身法

我的饮食习惯是1天6餐。为了让大家明白我什么时间吃什么东西，我特地将一周的食谱做了一下总结，请大家参考。

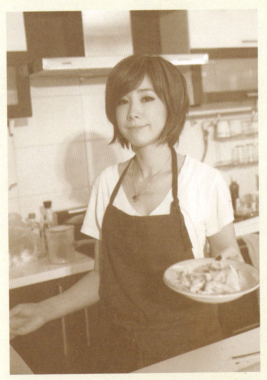

我相信饮食可以塑造身材，改变身体曲线。除了在外就餐以外，每天再忙我也会坚持自己做饭。在家的时候，我在厨房待的时间总是最长的。

吃这么多,照样瘦,照样青春!
永葆美丽的食谱大公开

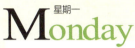
星期一 Monday

早餐

粗粮饭小半碗、烤鱼、凉拌野菜、凉拌萝卜、红烧豆腐、酱汁白菜、泡菜

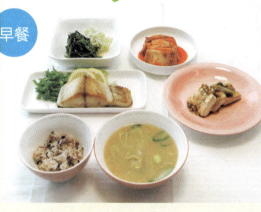

点心

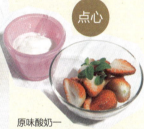

原味酸奶一杯、草莓若干

点心

水煮红薯半个,苹果1/4个,芹菜少量

午餐

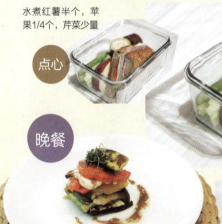

火鸡三明治(和点心一起准备)

晚餐

烤蔬菜

点心

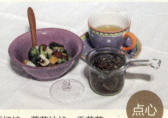

西红柿、蘑菇沙拉,香草茶(柠檬草+玫瑰)

Tuesday
星期二

早餐

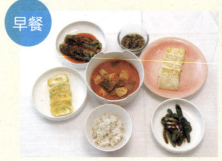

大麦饭半碗、煎鸡蛋、石锅拌饭、杂鱼炒辣椒、烧豆腐、葱蒜蘸酱、黄瓜泡菜

点心

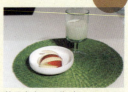

苹果半个、豆浆1杯

点心

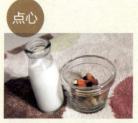

低脂牛奶、坚果（杏仁、花生、腰果）、干果（蓝莓、柿子饼）

午餐

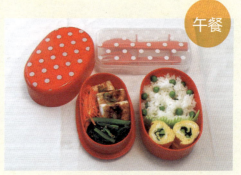

青豆饭便当（青豆饭、煎鸡蛋、凉拌菠菜、炒胡萝卜、干烧豆腐）

晚餐

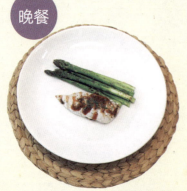

芦笋、烤鸡脯肉

点心

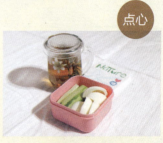

香草茶、煮鸡蛋3个（只吃蛋白）、黄瓜半根

Wednesday 星期三

早餐

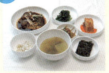

糙米饭半碗、牛肉汤、海苔、炒牛蒡丝、干烧银鲳鱼、凉拌菠菜、泡菜

点心

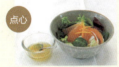

葡萄柚与蔬菜沙拉、橘子沙拉

午餐

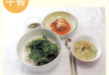

生菜和小麦盖浇饭、鳕鱼汤、葱蒜蘸酱、泡菜

点心

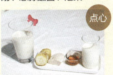

鸡脯肉雪泥(土豆半个、水煮鸡脯肉半片、无脂牛奶一杯、蜂蜜)

晚餐

泡菜豆腐

点心

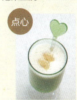

香蕉酸奶(香蕉半根、原味酸奶、低脂牛奶、柠檬半个)

Thursday 星期四

早餐

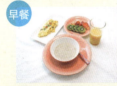

燕麦片、生菜蛋卷、猕猴桃半个、草莓3个、橙汁

点心

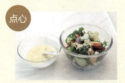

苹果蔬菜沙拉(低脂牛奶、葡萄酸奶、蜂蜜少量、胡椒、柠檬汁、柠檬皮)

午餐

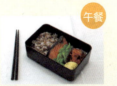

粗粮饭和烤鱼便当(杂粮饭、烤鲑鱼、炒泡菜、煎鸡蛋、凉拌黄瓜)

点心

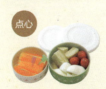

小西红柿、煮土豆半个、煮鸡蛋2个(只吃蛋白)、橙子1/3个

晚餐

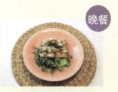

大蒜烧白肉鱼

点心

蔬菜棒(芹菜、胡萝卜、黄瓜等)

F riday 星期五

早餐
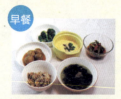
糙米饭半碗、牛肉海带汤、干烧新鲜土豆、凉拌花椰菜、蒸鸡蛋羹、小萝卜泡菜

午餐
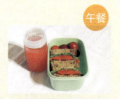
全麦面包加鲑鱼沙拉、葡萄汁、小西红柿

晚餐
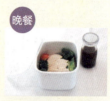
鸡脯肉沙拉（配和风酱）

点心

水果套餐（草莓、橙子）

点心
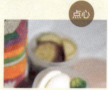
土豆套餐

点心
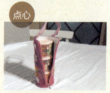
蔬菜套餐（小西红柿、花椰菜、奶酪）

S aturday 星期六

早餐
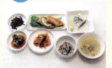
紫米饭半碗、凉拌桔梗根、凉拌黄瓜、凉拌蕨根粉、烤鲑鱼、圆白菜泡菜、鳕鱼汤

午餐
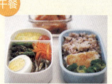
糙米饭、白肉鱼、凉拌花椰菜、炒小鱼干、煮鸡蛋半个、凉拌龙须菜、炒胡萝卜、煎鸡蛋、小西红柿、泡菜

晚餐
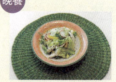
鸡脯肉沙拉、香草橄榄沙拉酱

点心

花生、草莓汁

点心

香蕉酸奶（香蕉半根、原味酸奶、低脂肪牛奶、柠檬半个）

点心
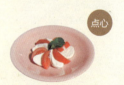
西红柿奶酪沙拉

Sunday
星期日

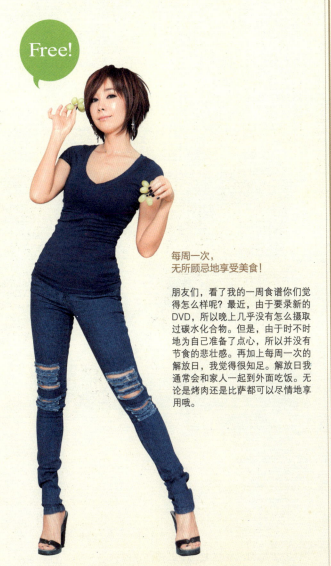

Free!

**每周一次，
无所顾忌地享受美食！**

朋友们，看了我的一周食谱你们觉得怎么样呢？最近，由于要录新的DVD，所以晚上几乎没有怎么摄取过碳水化合物。但是，由于时不时地为自己准备了点心，所以并没有节食的悲壮感。再加上每周一次的解放日，我觉得很知足。解放日我通常会和家人一起到外面吃饭。无论是烤肉还是比萨都可以尽情地享用哦。

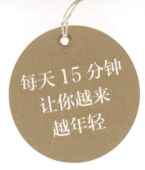

每天15分钟
让你越来
越年轻

完美曲线操
精华大公开

我研发的完美曲线操,结合了具有燃烧脂肪效果的有氧运动,和打造玲珑曲线不可或缺的无氧肌肉训练。为了帮助大家更好地明白这套操的精髓,本书特为大家附上15分钟的浓缩版,同时随书还附赠中文配音版DVD,请大家一定要试着做做看喔!

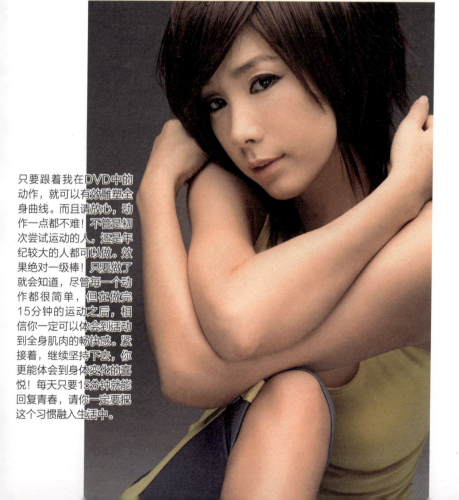

只要跟着我在DVD中的动作,就可以有效雕塑全身曲线。而且请放心,动作一点都不难!不管是初次尝试运动的人,还是年纪较大的人都可以做。效果绝对一级棒!只要做了就会知道,尽管每一个动作都很简单,但在做完15分钟的运动之后,相信你一定可以体会到活动到全身肌肉的畅快感。紧接着,继续坚持下去,你更能体会到身体变化的喜悦!每天只要15分钟就能回复青春,请你一定要把这个习惯融入生活中。

••• 热身运动（放松身体的运动）

1. 呼吸 A1~A2

① 指尖朝上，两臂从两侧慢慢画圆似的上举，一边吸气，一边把双臂举至头顶。
② 慢慢呼气，放下手臂。

● 做两次。

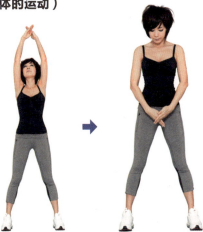

2. 头部运动 A3~A4

数一个8拍，转头一圈。

● 先向右，再向左，各转动两次。

＊身体保持固定，放松颈部肌肉慢慢转。

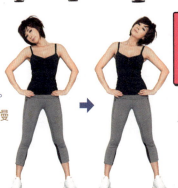

● 转动过程中，肩部不要上抬，两边肩部保持平行。
● 脖子转动不要太快，要有节奏地慢慢转动。

3. 肩部运动 A5~A6

数一个8拍，将肩膀转一圈。

● 分别向后向前，各转两次。

＊慢慢转动，脖子和肩周肌肉保持放松。

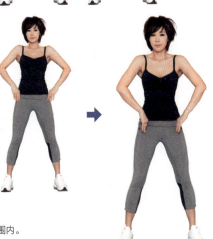

运动说明

● 不要勉强自己，尽量控制在自己可以做到的范围内。
● 做的过程中身体如有不适，应立即停止。
● A1-C32详见DVD。

4.弯腰伸展手臂 A7~A8

挺胸,身体前倾,伸展手臂,向左右大幅度摆动。

● 手臂从左到右再从右到左为1次,共做8次。

＊手臂保持最大限度的伸展。身体向前弯的时候,背部要拉直。

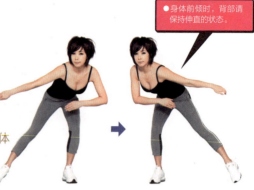

● 身体前倾时,背部请保持伸直的状态。

5.直立,伸展手臂 A9~A10

身体站直,手臂大幅度向左右摆动。

● 手臂从左到右,再从右到左算1次,做8次。

● 动作幅度越大,效果越明显喔。

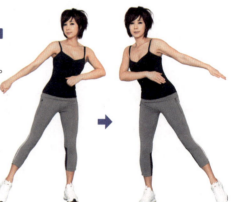

6.左右扭胯 A11~A12

双手放于腰间,按节拍左右晃动扭胯。

● 共做16次。

＊动作尽可能地保持一定力度。用正确的姿势来伸展骨盆。

● 骨盆以外的其他部位保持不动。

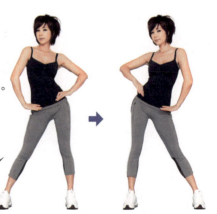

7.骨盆定点运动 A13~A20

①双手叉腰,骨盆按照朝前、右、后、左的方向运动,每两拍动1次。
②改变方向。前、左、后、右移动。

＊动作要有力。
骨盆运动幅度尽可能大。

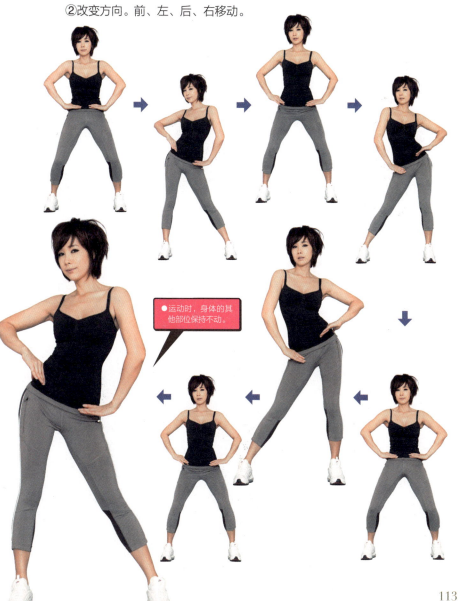

● 运动时,身体的其他部位保持不动。

8.骨盆画圆 A21~A22

尽可能大范围地晃动骨盆,刺激腹部、腰部、臀部的肌肉。

● 按照右边2次、左边2次的节奏做8个节拍。接下来,速度略微加快,左、右、左、右各做4次。

＊运动过程中,腿部保持直立,上半身不要往前倾哦。

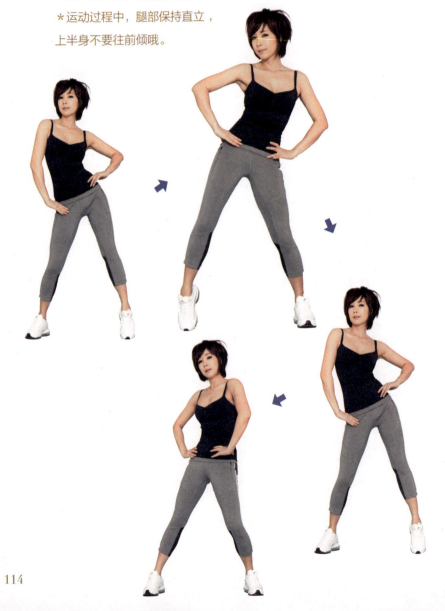

9.以骨盆画8 A23~A24

①两脚张开,比肩略宽。膝盖朝外侧略弯。

②从左往右,以腰为轴画8字。动作幅度要大。

● 做16次。

＊该运动可以有效刺激腹部、腰部、臀部肌肉。

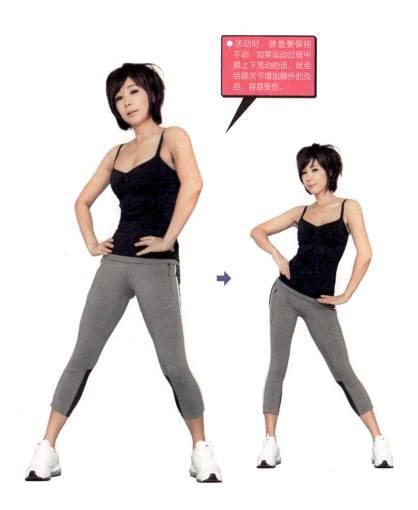

● 活动时,膝盖要保持不动,如果运动过程中膝上下晃动的话,就会给膝关节增加额外的负担,容易受伤。

••• 主要运动

1.伸展双臂 B1~B2

锻炼部位：上臂

① 两肘抬起与肩同高。两手保持在胸部两侧的位置，大拇指朝上。

② 慢慢呼气，一边数4下，胳膊向外伸展。胳膊展开后，大拇指向下，之后数到4再回到刚才的位置。

● 做8次。

＊该方法主要用于刺激胳膊后侧肌肉。

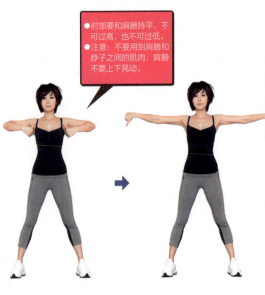

● 肘部要和肩膀持平，不可过高，也不可过低。
● 注意：不要用到肩膀和脖子之间的肌肉，肩膀不要上下晃动。

2.胳膊朝两侧伸展 B3~B5

锻炼部位：肩膀

① 两脚张开与肩同宽，大拇指竖起，轻轻握拳，放在骨盆的位置。大拇指指向腹部成V字形，肘部不要完全展开。

② 慢慢呼气的同时，肘部慢慢上举，待两手略高于肩时停止，共用4个节拍。

③ 吸气，再用4个节拍将胳膊回到原位。共做4组。

④ 接下来，保持每拍1次的快动作，胳膊上下快速摆动16次。

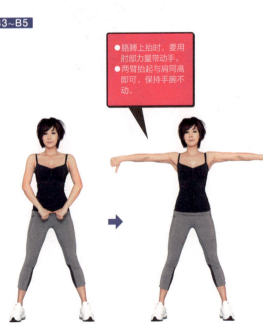

● 胳膊上抬时，要用肘部力量带动手。
● 两臂抬起与肩同高即可，保持手腕不动。

3.摆动骨盆,双手在头上合十 B6~B7

锻炼部位:肩膀、上臂

① 骨盆向左摆动,两边张开与肩同宽,手掌向下。

② 骨盆向右摆动,两臂用力上抬,在头顶上做拍手状。

● 做16次。

- 手臂放下时,手肘不要弯曲。
- 摆动骨盆时,上半身保持不动,效果会更好。

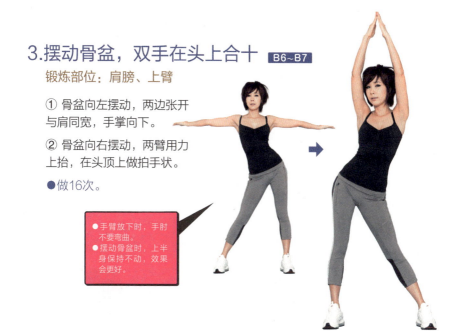

4.骨盆左右晃动,手臂上下伸展 B8~B11

锻炼部位:肩膀、上臂

① 骨盆尽可能地朝左摆动,双臂朝两侧张开,紧接着骨盆向右边移动,同时放下手臂。

② 骨盆再次朝左摆动、胳膊朝两侧张开,接下来骨盆右摆,胳膊向上绕过头顶做拍手状。

● 做8次。

- 放下手臂时,要保持手肘微弯的姿势。
- 固定上半身,只向两旁推动骨盆效果会更好。

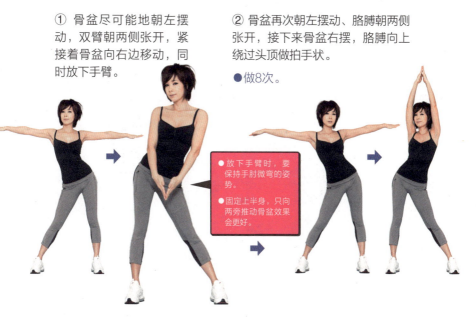

5. 上半身倾斜，手触脚尖 B12~B15

① 两臂张开，扭转上半身弯下腰，用右手碰触左脚内侧。节奏为1节拍。

② 身体站直，胳膊朝两侧平举。

③ 背部挺直，马上再弯腰用左手碰触右脚内侧。

● 做8次。

＊注意背部不要弯曲，膝盖尽量伸直。

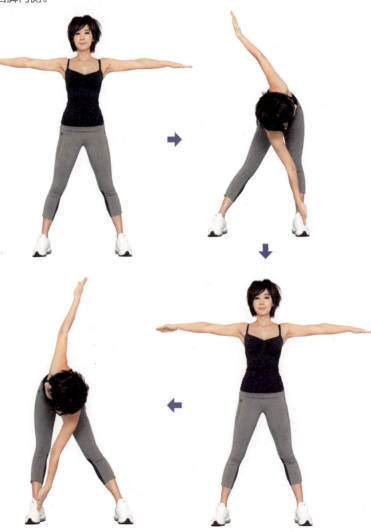

6.弯腰伸展双臂 B16~B19

锻炼部位：后背、腰部、大腿内侧

① 挺胸，背部伸直，上半身前倾。

② 两臂朝两侧伸展，同时跨出右脚。

③ 姿势保持不变，收回右脚，两臂在体前合掌。

● 同样的动作左右交替做16次。

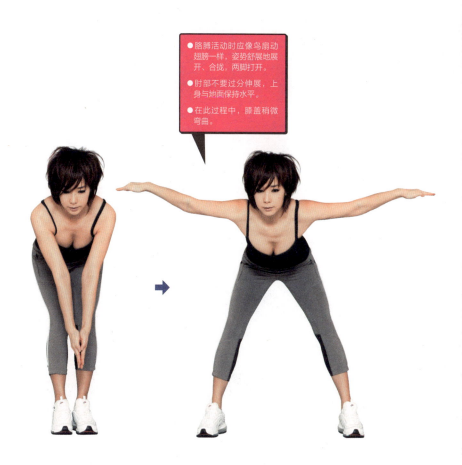

● 胳膊活动时应像鸟扇动翅膀一样，姿势舒展地展开、合拢，两脚打开。

● 肘部不要过分伸展，上身与地面保持水平。

● 在此过程中，膝盖稍微弯曲。

7. 向前弯腰 B20~B29

锻炼部位：腰部、臀部、大腿内侧

① 挺胸，背部挺直，右脚朝体侧迈出一步，上半身向前弯。两手自然放在大腿上，膝盖略弯。

② 慢慢数3个节拍，腰部向下弯，第4个节拍时收回右脚。

③ 左脚张开，上身保持前倾。

④ 慢慢数3个节拍，腰部向下，第4个节拍时左脚收回。①~④重复4次。

⑤ 接下来，左右交替做8次，幅度比刚才的大一些。

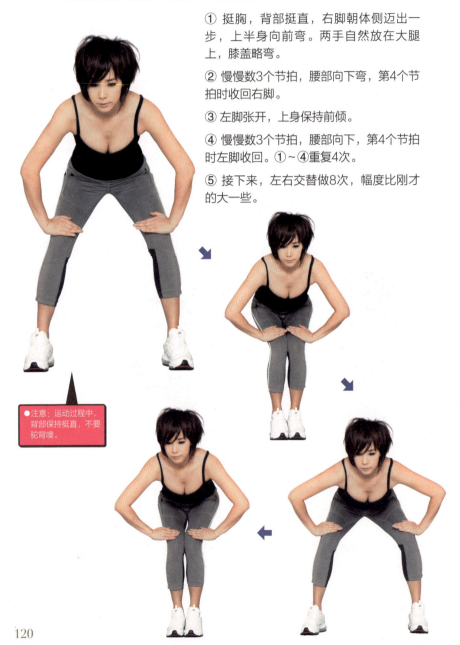

● 注意：运动过程中，背部保持挺直，不要驼背噢。

8.摇摆 B30~B33

锻炼部位：大腿、上身肌肉

① 两脚张开，膝盖朝正前方。

② 弯腰，让大腿与地面平行。两手交叉朝腹部右下方扭转。

③ 起身，身体朝对角线方向扭转，视线朝手指延伸的方向。

● 做8次。反方向也同样做8次，左右侧算1组，共做2组。

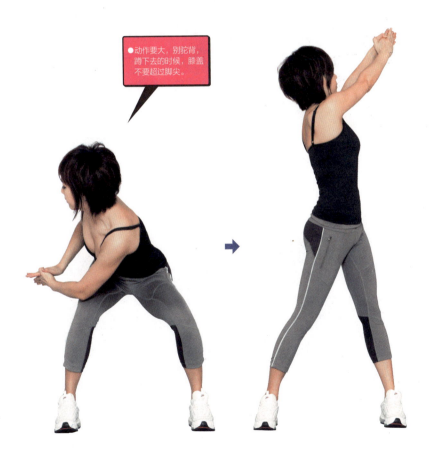

● 动作要大，别驼背，蹲下去的时候，膝盖不要超过脚尖。

9.转体 B34~B37
锻炼部位：全身

① 两臂打直平行（呈数字11的样子），挺胸，背部伸直，身体前倾。
② 从左向右开始画圆。胳膊举起时上身伸直。

- 共做8次，反方向同样如此。向两个方向各转1圈算1组，共做2组。

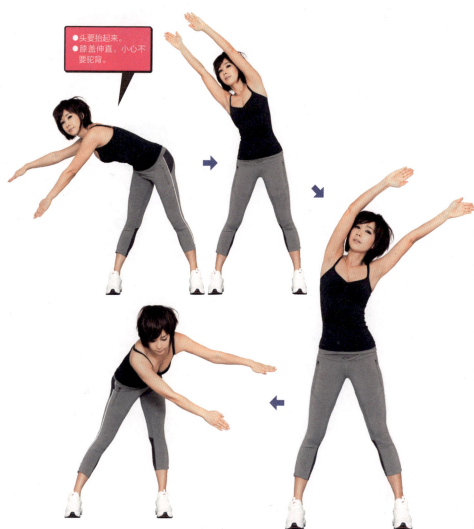

- 头要抬起来。
- 膝盖伸直，小心不要驼背。

10.腿侧举 B38~B45

锻炼部位：腿部

① 两手放在骨盆上，右腿弯曲的同时左腿举起。上身前倾视线朝正前方。挺胸，背部不要弯曲。

② 左腿朝体侧张开的同时，右腿直立，左腿放下时，两脚并拢，身体前倾，重心向下。

● 共做4次。反方向同样做4次，左右算1组，共做2组。

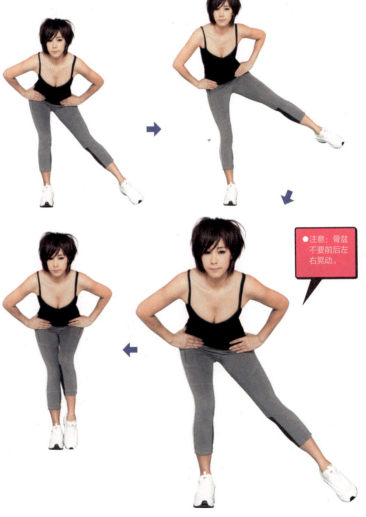

● 注意：骨盆不要前后左右晃动。

11. 弯腰伸展双腿 B46~B47

锻炼部位：双腿、臀部

① 上身前倾，挺胸，背部伸直。

② 两手自然放在大腿上。

③ 两脚并拢，重心向下。站起的同时左腿向左侧伸展，然后收回，保持两脚并拢的姿势。

④ 反方向也要继续做。

● 左右交替共做8次。

> ● 注意：腿向左右侧伸展的时候，腰部保持不动。
> ● 运动过程中背部保持挺直。

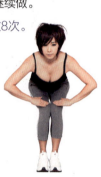
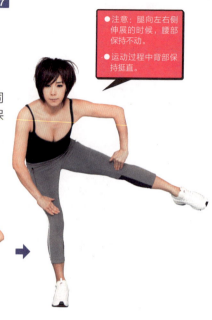

12. 张开两腿下蹲 B48~B49

锻炼部位：大腿内侧、臀部、上半身肌肉

① 两臂朝两侧平举，两膝外展，双手尽可能张开。

② 往下蹲到大腿与地面呈水平为止。

③ 两臂弯曲，于胸前平举，大腿肌肉和臀部肌肉收紧，起身直立。

● 做8次。

> ● 注意：背部伸直，上半身不要往前倾。
> ● 两膝张开的时候，大腿要与地面保持水平，重心尽可能向下。

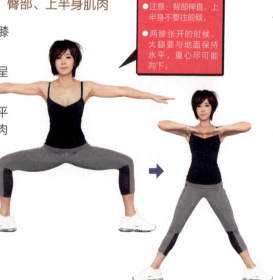

13.单脚踮脚尖下蹲 B50~B51 B52~B61
锻炼部位:大腿内侧、臀部、上半身肌肉

① 两臂张开与肩同宽,两腿尽可能朝外打开,之后踮起右脚尖,短促但柔软地向下蹲,蹲7下之后,在第8下时站直身体。

② 踮左脚尖,做与动作①同样的动作。左右算1组,共2组。

③ 脚跟左右交替提起一次后,腰部重心下落一次,然后站直身体,重复8次。

●注意:脚跟提起的时候,上身避免前倾,背部保持伸直。

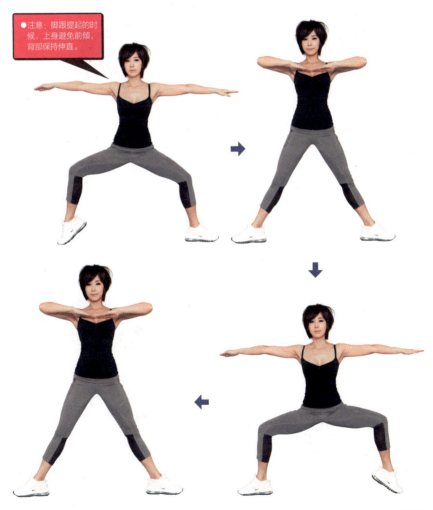

14. 保持蹲的姿势 B62~B63

锻炼部位：大腿内侧、臀部

① 两臂弯曲平举于胸前。

② 两臂张开，膝盖向外，两脚尽可能地展开，往下蹲到大腿与地面保持水平。

③ 保持姿势不动，坚持7个节拍，第8个节拍时起身直立。

● 做2次。

● 注意：重心下沉保持不动的时候，身体要尽量避免前倾，背部伸直。

● 保持上述姿势时，身体保持不动。

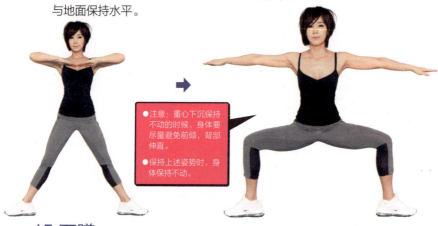

15. 下蹲 B64~B67

锻炼部位：大腿，臀部

① 身体右转，右脚向前踏出一步，使前腿的膝盖和后腿的膝盖呈直角状。后面的脚保持脚跟抬起。

② 按照节奏上下摆动，活动前面大腿肌肉。

③ 身体转向反方向，同样做8次。

● ①~③为1组，共做2组。

● 注意：上身保持直立，尽量避免前倾。

● 背部伸直。

● 往下蹲时，膝盖避免太过靠前。

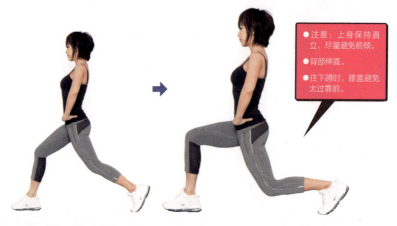

16.以骨盆画8　B68~B69

① 两脚张开比肩略宽，膝盖略朝外侧翻转。

② 从左到右以腰部为轴画8字。

● 共计16次。

＊该运动可以刺激腰部、腹部、臀部肌肉，幅度越大，效果越明显。

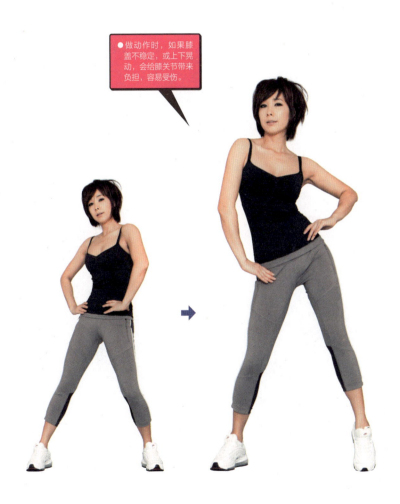

● 做动作时，如果膝盖不稳定，或上下晃动，会给膝关节带来负担，容易受伤。

17. 呼吸 B70~B72

保持刚才的姿势，慢慢摆动腰部，1、2、3、4，胳膊合着拍子画圆似的慢慢抬起。5、6、7、8拍，胳膊慢慢放下，胳膊上下活动时调整呼吸。

● 做2次。

● 整套动作结束时自然舒展。

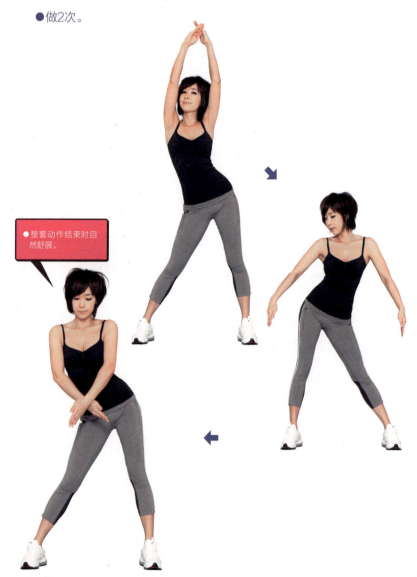

••• 放松

1. C1~C3

① 两手背到背后，膝盖伸直，上半身慢慢前倾，尽可能地去贴膝盖。

② 两手于体前交叉，大幅度画圆的同时上半身抬起。

● 做2次。

＊动作要柔软，前倾幅度视自己身体的情况来定，不要勉强。

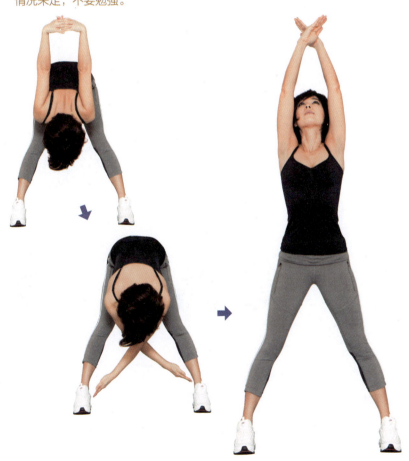

2. C4~C6

①身体右转,挺胸,保持背部伸直,身体下倾,双手扶右脚。
②慢慢起身,面向正前方。
③身体左转,做同样的动作。

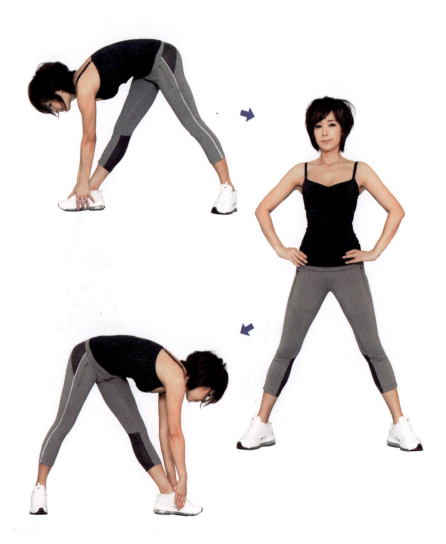

3. C7~C20

① 两手扶地，右腿伸向侧方，压右腿。身体重心不要前倾，视线朝正前方。

② 身体左转，双手放在左脚两侧，右腿尽量向后伸展，充分拉伸腿部肌肉。

③ 左腿盘起，右腿保持朝后伸展的姿势。上半身挺直，下巴略微抬起。进一步拉伸肌肉。

④ 胳膊尽量前伸，上身伏在地上，最大限度地拉伸肌肉。

⑤ 上身抬起，拉伸肌肉，然后将左臂于胸前朝右，上身再次伏在地上拉伸肩部和后背肌肉。

⑥ 上身慢慢抬起，左腿朝前伸直，右腿弯曲，拉伸大腿后侧肌肉。

⑦ 反方向同样如此。

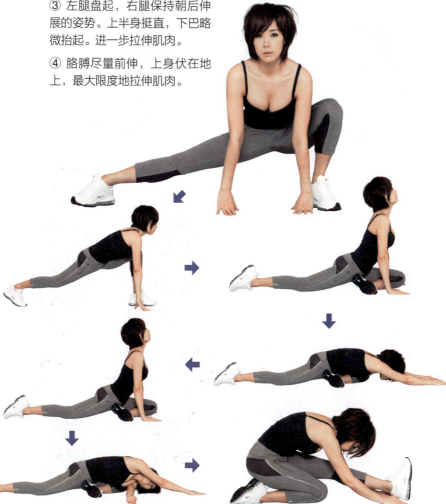

4. C21~C26

① 两手撑地，挺胸，右脚放在左腿外侧，身体尽可能右转向后看。拉伸骨盆和腰部肌肉。

② 右脚踝放在左腿大腿上，身体慢慢前倾，拉伸腰部和骨盆肌肉。

③ 右脚再次放到左腿外侧的位置，扭动骨盆，拉伸肌肉。

④ 反方向同样如此。

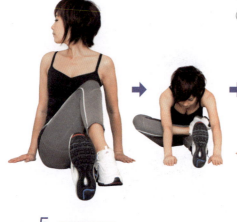

5. C27~C30

① 两腿弯曲并拢于体前，双手抱膝。上身慢慢前倾，拉伸后背、腰部、大腿内侧肌肉。

② 吸气，同时胳膊上举至头顶，顺势带回上半身。

● 做2次。

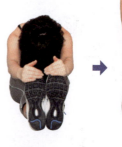

6. C31~C32

① 两腿伸直，自然并拢。右手放在头部左侧向右轻拉，拉伸颈部肌肉。

② 左手用同样方法拉伸颈部肌肉。

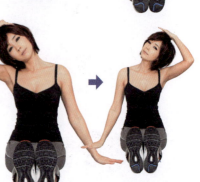

完美曲线操
开发密谈

当初创立这套完美曲线操,是想要有一套适合中日韩等亚洲女性的瘦身操。经营健身馆的时候,常常听到很多女性抱怨,说按照西方的瘦身操锻炼根本就达不到理想中的效果。和西方女性比起来,我们东方人的特点是个子偏小,在骨骼构造上也有明显的不同。在研究了多种瘦身操,以及经历了很多错误之后,我终于完成了现在的这套完美曲线操。这套曲线操一问世就在韩国引起了巨大的反响,甚至被拿到电视上做宣传,一时间我的人气大增噢。

(左)所有动作都会先画成插画,以便仔细确认锻炼的肌肉部位,这些插画在我为健康教练们解说时,也是很好的自创指导手册。
(右)这是拍摄 DVD 时的一景。

JETA 指导教练培训中

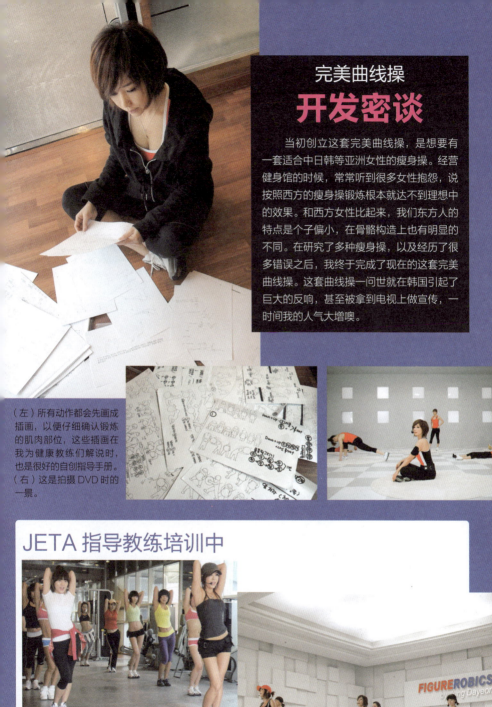

Fiber & Protein

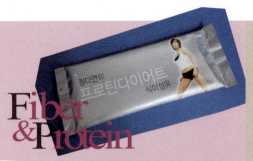

很多找我咨询减肥的朋友都在经历着便秘的痛苦。我认为治疗便秘不应过分依赖药物，而应该通过调整饮食来解决。但是，食物纤维较难得到，大家可以根据实际情况，选择比较放心的原料自己制作。建议大家在制作食物纤维的过程中也适当加入一部分蛋白质来帮助增加肌肉量。

Garlic

我在本书94~95页中介绍过我最信赖的食材No.1就是大蒜。最常用的是味道不是很大的黑蒜。黑蒜比一般的大蒜抗氧化作用更好，对抗衰老也很有效。

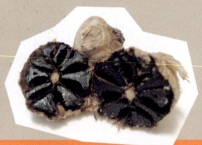

美·丽·秘·密
Secret of beauty

Ginseng

在韩国，红参被称为万能药，为众人所追捧。我也从红参这里得到了不少好处。市面上有直接将红参干燥做成的食材，也有红参萃取物，建议大家根据自己的需要去选择。

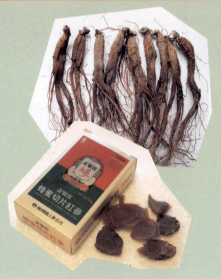

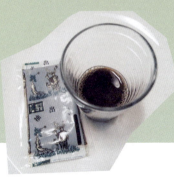

Bath & Massage

为了预防手脚冰冷,夏天的时候我也会坚持泡澡。沐浴套装是我沐浴时必不可少的伙伴,它们让我可以更开心地享受这一切。沐浴油、浴盐,以及预防脂肪堆积必不可少的按摩精油是一定要有的。这些产品不必过分局限于某种品牌,可尝试多种,最后选择一款真正适合自己的就好。

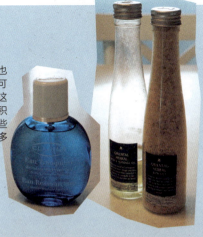
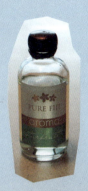

爱美意识、正确饮食和运动是我的三大支柱。但给予我最大协助的莫过于值得信赖的食材以及能让我焕发好心情的美丽用品。虽然有点难为情,但我还是想把自己平时用到的保养品展示给大家。

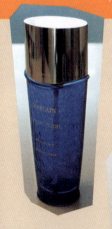
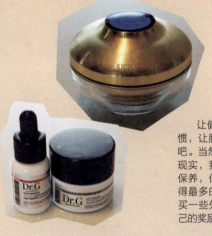

让健身成为生活中的一个习惯,让肌肤比以前更加闪亮动人吧。当然了,考虑到已经46岁的现实,我平时还是会做一些肌肤保养,但方法非常简单。平时用得最多的是药妆,出国时,也会买一些外国名牌护肤品作为对自己的奖励。

Skin Care

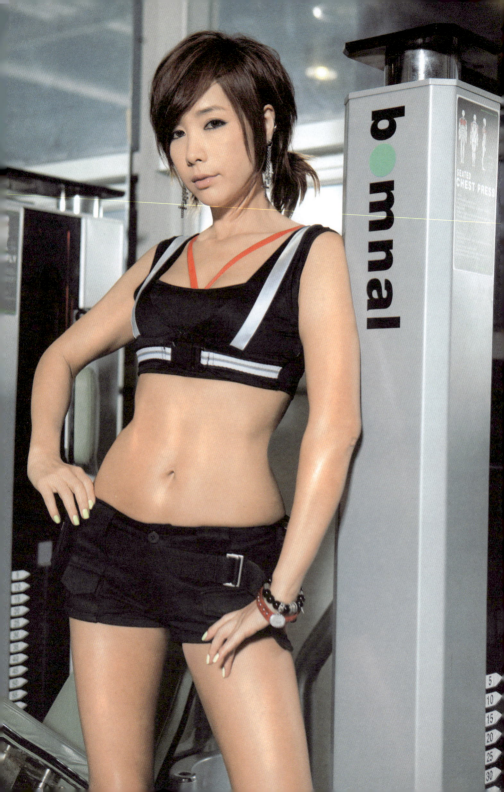

PART 3
运动&雕塑曲线

若想拥有完美曲线，
就一定要运动，
请从长远的角度来思考你的美！

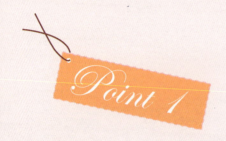

肌肉是你的最佳"调整型内衣",运动可以塑造肌肉,雕塑曲线

要想拥有纤瘦又美丽的身材,运动就必不可少。"运动减肥?开什么玩笑,我要通过节食瘦给你看!"很多人听到运动减肥这几个字都是这种反应。其实,我以前也是这样的。但令人遗憾的是,仅凭节食瘦下来的身材并不是我们所期待的那种完美身材,关于这点我可以很肯定地告诉大家。

之所以说运动是必不可少的,是因为通过运动可以塑造肌肉,雕塑曲线。**其实,肌肉才是体内最能帮助燃脂的重要组织。**也因此,能够消耗掉体内大半热量的基础代谢也与肌肉含量成正比。

而且肌肉对于塑造身体线条也是必不可少的！要想改变松垮下垂的臀部，纠正已经变形的腰部曲线，没有肌肉的作用就无法实现。光靠减少体重和脂肪就想拥有完美的线条似乎有些不现实。我认为，<u>肌肉在帮助我们拥有理想身材方面发挥着极其重要的作用，堪比一件调整型内衣。</u>

不擅长运动所以才讨厌运动？你的心情我十分理解。<u>以前的我也是一位和运动绝缘的人，那时一听到通过运动减肥，我整个头都大了。</u>我想，那该是多么有难度、多么难以实现的方法啊。可是，<u>自从超越了那个阶段，并且成功拥有再也不会发胖的身材后，我终于发现运动健身也是我必须要经历的选择。我在这本书里为大家介绍的这套完美曲线操，就是在综合考虑了不擅长运动的朋友的前提下创建的。</u>大家想想看，以前和运动绝缘的我都坚持了10多年，并且取得了这么好的成绩，这不正说明了瘦身操的简单性和它所拥有的巨大作用吗？

很多人按照我的方法减肥都收到了非常不错的效果，不仅体重减下来了，而且整个人也变得很年轻，身材也变得凹凸有致。亲爱的朋友，你也快来加入吧！

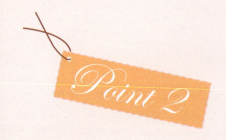

以往减肥都宣告失败,是因为你忽略了肌肉

有些人为减肥尝试了各种各样的方法,有些人曾经一度瘦下来可不久又遭遇反弹,还有些人自减肥起就没有收到一点效果。相信有过减肥经验的朋友,很多人都经历过上面所说的那些阶段或某种情况。据报道,尝试减肥的人当中,大约有90%最后都以失败告终,这个数据从另一方面也说明了很多人在减肥方面都或多或少地有一定的经验。那么,既然这样,为什么还会失败呢?那是因为你在认清身体机能之前就盲目开始减肥了。减肥的人当中,有一多半都会采用控制食量的办法。当然了,饭量得到了控制,体重自然会有所下降。但是,<u>这种靠节食减肥的方法,最终只有失败。原因就</u>

在于肌肉！

　　刻意节食引起的空腹，会使身体处于"饥饿状态"。这时，一直消耗能量最多的肌肉就会减少。在体重开始减轻的阶段，其实最先减掉的并不是脂肪，而是肌肉。肌肉量减少，那么受肌肉量左右的基础代谢作用就会大幅下降。不久，你就会面临反弹的噩梦。再加上脂肪还滞留在体内，所以你会比减肥之前更易发胖，相应地也更难瘦下去！再者，没有了肌肉的支撑，身体线条松散，就算体重回到了先前的样子，体型也已发生了很大的变化。

　　这种减肥方法的后果实在令人伤神啊。我们就趁这个机会跟以往悲惨的减肥一刀两断吧 。我们应该通过增加肌肉量的方法来塑造美丽的线条。这样既可以提高新陈代谢，又可以达到在睡觉的时候还有肌肉来帮助我们消耗能量的效果，理想的身材指日可待！

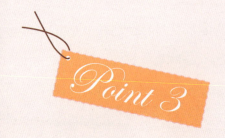

锻炼"隐形肌肉",向富有弹性的完美身材迈进

每次提到肌肉的重要性时,很多人都会抱有疑问。那是因为大家担心肌肉会让自己看起来太过结实。其实,这是因为很多女性对肌肉都有误解。她们一想到肌肉就觉得"肌肉=健美运动中锻炼出来的结实丰满的块状肌肉"。请大家放心好了,女性不经过特殊的训练,一般情况下是不会变成那个样子的。我自己就是一个很好的例子,从33岁到现在,10多年来我一直不间断地加强锻炼,可是身上的肌肉并没有呈现出一块一块的样子,从外表看上去一点都不会觉得太过结实。

那么,通过什么样的训练才能够拥有适量的肌肉呢?我在这里推荐给大家的是锻炼肌能力的重量训练,也即无氧运动。顾名思义,重量训练就是利用"重量"来锻炼肌肉,可以用哑铃或装满水的矿泉水瓶来做,方便又有效哦!当然了,重量训练也有很多种类型,<u>我在这里提倡的运动,不是为了让大家拥有块状的结实肌肉,而是拥有看上去虽然很柔软,但却有很好的线条的完美身材。</u>如果我说训练出来的是不外露的肌肉,而是隐形肌肉的话,是不是大家就更明白了呢?我这套完美曲线操还有一个优点,就是可以有选择地加以锻炼!也就是说通过训练你的各个部位,都能达到理想的比例。

一提到减肥运动,很多人首先会想起散步或者有氧运动。有氧运动确实在燃脂方面有非常好的效果。但是你要问我:"有氧运动是最佳的瘦身方法吗?"我会清楚地告诉你:"不是!"为什么这么说呢?因为<u>单纯的有氧运动,在燃脂的同时还会减少肌肉量。所以,减肥运动应该首先从无氧运动开始。</u>大家一定要谨记啊。

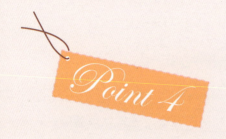

无氧运动会在运动完成后的 48 小时持续燃烧脂肪,就像是一台马力全开的汽车

"比起有氧运动来说,减肥应该首先开始于无氧运动!"我之所以这么强调是因为无氧运动不仅有助于塑造肌肉,而且在燃烧脂肪方面也非常有效。比如,做 20 分钟的有氧运动,就相当于在车子静止不动的状态下打开了引擎,20 分钟后又将引擎关闭。这种情况下,只要引擎在动,油料就在不断被消耗。

另一方面,**无氧运动不但在运动过程中可以燃脂,而且在运动结束后还会持续消耗脂肪,燃脂效果可持续 48 小时以上!** 在这一过程中,损伤的肌肉不断被修复,能量继续被消耗，这就等同于车子的引擎连续开了48个小时。

请大家想想看。引擎开20分钟和48小时，到底哪一个消耗的燃料更多呢？答案是毋庸置疑的。而无氧运动就可以使体内脂肪燃烧48小时变为可能。所以，同样是训练20分钟，无氧运动燃脂的效果要远远高于有氧运动所能达到的效果。

想燃脂就开始有氧运动吧！这是目前大家对运动的普遍印象，因此很多人对"首先从无氧运动开始"这种观点一定充满了质疑。但是只想通过慢走和散步就达到减肥效果的朋友们注意了，<u>单纯的有氧运动不会帮你塑造凹凸有致的身材，而且减肥效率低下。</u>当然了，我并不是说有氧运动不好。如果你想强化自己的心肺功能和耐力的话，还是大力推荐有氧运动的。

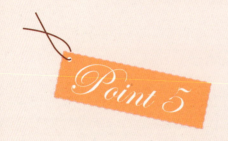

当你有了肌肉,你就会发现体重数值根本毫无意义,身材曲线大过一切

等大家有了一定的肌肉,身体各部位的比例也变得好看时,就会发现体重的数值其实并没有那么重要。因为,练出肌肉以后,实际体重要比看上去重很多。以前我在上节目的时候,曾经称过一次体重。当时,在场的主持人和明星们都说我的体重最多 40 公斤。但结果却是 52 公斤。我还记得当时大家看到那个数值后惊讶不已的表情。为什么会有这么大的差异呢? 因为肌肉要比同体积的脂肪重 4 ~ 5 倍。

如果不知道这一点,那么你做无氧训练就一定很受挫。特别是在训练刚开始的阶段,肌肉的增长量要远远大于体内脂肪消耗的速度，所以体重在一定时期内会呈增加的趋势。我最初在健身房教大家练习时也遭到了大家的质疑。"训练了一段时间后，体重反而增加了，这可怎么办才好？"那个时候我是这样回答她们的："重量训练之初，体重增加是正常现象。所以这段时期内没有必要称体重。因为称体重可能会导致你对训练的不信任，训练的欲望也会大大下降。如果大家减肥是为了拥有好的身材的话，那就建议大家不要光顾着称体重了。家里有体重计的人，不妨把它送给别人好了。"

<u>美丽的身材比例与体重毫无关系，最重要的是相对均衡的比例，</u>然后是紧翘的臀部、圆润的胸形……有了这样的线条，才会有好的体型。所以，从现在开始，大家不要再斤斤计较体重计上的数字了，而是要以更严格更科学的眼光来提醒自己，身材曲线大过天！

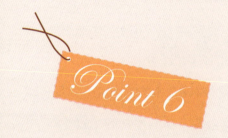

在肌肉不断强化的过程中，不仅身材越来越性感，肤质也变得越来越好

经过健身运动训练出肌肉以后，为了保证肌肉有足够的血液，心脏搏动会变得很活跃。心脏搏动活跃，血液循环自然就会变好。皮肤暗沉的现象就会得到缓解。暗沉和无光泽会让脸色看上去很不好，而它们出现的原因多是血液循环不畅。在通常情况下，洗过澡后肌肤会变得透明光亮，这也是血液在体内循环舒畅的结果。练出肌肉后，血液循环更加顺畅，暗沉在不知不觉中就不见了！这正是肌肉献给肌肤的第一个礼物。

而当肌肉上的脂肪开始减少时，接下来你会发现肌肤宛如新生一般焕发着闪亮的光彩。这是第二个礼物。实际上，**肌肉的密度是脂肪的 5 倍以上，肌肉练成后，随着附着在表面的脂肪的不断减少，肌肤的纹理会变得更加细致，也会更加富有弹性！** 很多人都夸我"肌肤竟然如此光滑"，这正是肌肉练成后给我带来的巨大感动。

"最近，皮肤松弛，纹理粗糙怎么办？"现在，我的朋友们或是健身房的会员遇到皮肤问题会经常找我咨询。大家都说根据我的皮肤状况根本就看不出年龄，所以她们很想知道我是怎么做到的。其实，我平时的肌肤护理步骤非常简单。我认为，**比起高级的美容液、面霜来说，每天的饮食、认真的训练对塑造光鲜亮丽的皮肤更有效。** 现在大家就明白了，肌肉除了提高新陈代谢、塑造体形之外，还具有美肌的效果，是塑造无龄肌肤的好伙伴。

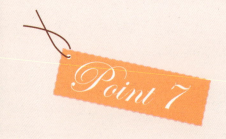

附着在膝盖、腹部、背部那些讨厌的赘肉，都是肌肉衰退造成的

<u>如果你什么都不做，肌肉就会随着年龄的增长而减少。正如胸部与臀部会随着年龄的增长而下垂，破坏身材曲线，就是这个原因。</u>肌肉减少，基础代谢自然会减少。于是随着年龄的增长，自然就会变成易胖体质。你是否有过这样的感慨呢："到了这个年纪也是没有办法的事……"其实那不正是肌肉衰退造成的吗？如果你想要改变的话，那就从现在开始，投入无氧训练，来阻止肌肉的进一步衰退吧。

无氧训练，也就是重量训练，就是利用重量来训练肌肉的方法。其实，<u>只要能感觉到重量，任何物品都可以拿来作</u>

为工具。我平时最喜欢用的训练工具是哑铃和瑜伽球。当然了,训练要在自己体重可以承载的范围之内!这些运动有一个好处,就是在家也可以练习,即便不使用健身房的工具也能练得很好。

重量训练,不仅可以锻炼肌肉,还可以改善身体不协调,缓解压力。在这里所说的锻炼肌肉,主要是指训练在促进血液循环方面的作用。这样来看,女性当中多见的手脚冰冷、肩酸、腰痛等症状也能得到很好的缓解。此外,肌肉重量训练可以刺激自律神经,有助于调整交感神经和副交感神经的平衡,从而帮助消除压力。当然了,适度的运动还可以帮助睡眠,提高睡眠质量。在重量训练的过程中,肌肉和身体都得到了不同程度的锻炼,最终不但可以使身体瘦下来,还能凸显女性凹凸有致的完美曲线。而且,这对抗衰老,永葆青春也很有效果。

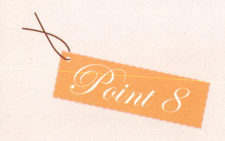

Point 8

肌肉疼痛，你应该开心！不会引起肌肉疼痛的运动，那将毫无效果

锻炼肌肉也意味着要让同等量的肌肉受损，肌肉就是在不断受损和不断被修复的过程中得到锻炼的。肌肉损伤源于运动达到肌肉的极限，因此在肌肉修复时，就会发生所谓的肌肉疼痛。也就是说，**训练过程中的肌肉痛，正是训练顺利进行的有力证明。**

肌肉疼痛多见于平时不运动的人当中。这是由于平时缺乏锻炼，肌肉的极限点较低，所以很容易受损。不过这也是值得高兴的事情！只要感觉到疼，就说明肌肉已经开始活动了。随着反复锻炼，极限点会越来越高，然后再做同等程度的锻炼就不会感觉到疼痛。这时候就需要适当地加大训练强度。重量训练不需要大家在时间长短或是数量多少上去竞争，自己的标准自己来定就好，自己感觉能承受就可以。

<u>一旦开始健身，请务必有意识地多摄取蛋白质。</u>如果体内蛋白质不足，受损的肌肉就不易恢复。好不容易练习到肌肉疼痛的程度，如果没有高质量的蛋白质作为保障，就不会形成高质量的肌肉。我通常从早上起就开始大口大口吃肉类食品了。有人说肉类是减肥的大敌，所以想吃的时候干脆忍着好了，其实完全没有必要。注意脂肪是应该的，但只要选对了正确的部位，来一小盘美味的肉食也是没问题的。我通常都会选择烤肉或是蒸鸡脯肉来补充蛋白质。

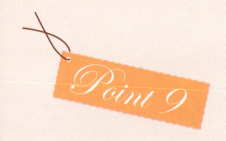

忙碌一天从不感觉累,就算做家务同样活力十足

33岁时的我很胖,浑身也没什么劲儿,做点什么事总是很快就累得气喘吁吁。大多数时间我都是坐在家里发呆,连最喜欢的家务都没法认真地做好。但是现在,只要是熟悉我的人都会不约而同地称赞我有一个好体力。从早上起来到晚上睡觉,我几乎没有任何休息的时间。总是想找点事干,找到之后就立刻麻利地付诸行动,忙碌一天下来,从不感觉累。我知道,这得益于肌肉。有了肌肉,在肌肉正常作用的情况下,身体就不容易感觉到累。

当然了,并不是什么样的肌肉都能达到这样的效果。<u>肌肉大概由两部分组成。一种是类似于健美运动的、容易凸显</u>

在外的肌肉，也就是所谓的"速肌"；还有一种是内侧肌肉，也被称为"迟肌"，它是提高身体持久力的根本。 由于迟肌位于内侧，所以即便肌肉量增加也不容易看出来。当然了，通过锻炼有的部位的速肌，也能很快提升身材比例，但是在减肥初期，我还是建议大家把重心放在迟肌上。

基本上，迟肌只要能够长时间坚持下去就可以锻炼出来，比如游泳、越野跑。我在书中提倡的完美曲线操也有同样的效果。本书特地附上了长约 15 分钟的 DVD。这段视频是从完美曲线操中截取的。这段视频动作简单易学，让你轻轻松松、不知不觉就能拥有凹凸有致的身材！即便你是毫无运动经验的人也不要紧，因为这个运动超级简单，只要稍加练习就能轻松地跟上节奏。大家一定要把它作为一种生活习惯，坚持下去。

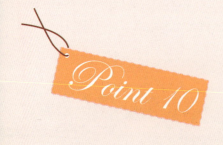

Point 10

20多岁时我弯腰驼背，40多岁时却总被人说站姿超美，这全是得益于健康的肌肉

一个人的姿势会大大左右外表给人的印象，恰到好处的肌肉会让整个人看起来更加美丽！

人的骨骼是左右对称的。如果骨头上的肌肉也能左右对称，那么身材就会更加匀称，人看起来也会更美丽。可是，在日常生活中，由于存在一些动作上的坏习惯或是不正确的姿势，人体的肌肉并不能达到完全平衡的状态。肌肉分布不均衡，反过来又会进一步导致姿势的不正确！比如一个人习惯左倾的话，他就会无意识地动用右边的肌肉来尽可能地防止身体左倾。时间一长，左侧肌肉由于长期不被使用就会逐渐衰退,而右侧肌肉则会过度发达。最终,整个身体都会开始向右前方倾斜。后侧失衡也是一样的效果。在这种情况下,前侧肌肉几乎用不到,而后侧肌肉则相对用得很多,于是后侧肌肉就会过度发达,影响外形。总而言之,要想拥有美丽的身姿,左右对称的肌肉分布是不可缺少的。

以前,我的后背一点都不直,乍看上去特别像背着一个乌龟壳,平常也总是以一副弯腰驼背的姿态示人。生完小孩之后,身材更是胖得无以复加,每天大门不出,二门不迈,只会闷在家里。由于缺乏锻炼,身上的肌肉很少,我的整个身体都处于失衡的状态。对于已经将运动作为一种生活习惯的我而言,现在做出以前的不正确的姿势倒变得有些困难了。我并没有刻意地去保持腰部挺直,只是呈现出最自然的状态而已,但这种自然的状态就很美丽。当然了,如果没有肌肉,凭借一时的体力也能保持住正确的姿势,但时间并不会很长。<u>**只要正确地锻炼了肌肉,无须刻意,身体还是会自然呈现正确的姿势,无意识却可以塑造出更美丽的姿势。**</u>

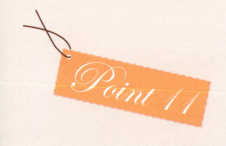

如果想要快速提高新陈代谢，请加强下半身锻炼

燃烧脂肪离不开新陈代谢。新陈代谢的作用会随着运动的重复，肌肉的增加而不断加强。<u>新陈代谢的速度与所锻炼的肌肉有很大关系</u>。"不管怎么样，我只想尽快地提高基础代谢！"如果你有这样的想法，那么我会为你推荐下半身的完美曲线操。尤其是臀部周围的运动效果更是立竿见影，马上就可以提升新陈代谢！臀部肌肉与腿部的肌肉是连在一起的。因此，如果臀部肌肉发达的话，大腿肌肉也会随之变得发达。臀部肌肉和腿部肌肉在身体中也属于比较大块的肌肉，所以这两部分锻炼好了，基础代谢的效果也就可想而知。

而且，由于肌肉块比较大，所以在同等量的运动下，臀部所能达到的塑形效果要远远好于其他部位。大家可能也注意到了，田径运动员的臀部一般都很翘。这全是得益于他们日常的训练。

　　喜欢穿裤子的人，要想穿出好看的裤形也离不开圆润上翘的魅力臀部。经运动锻炼出来的臀部，无论是从后面看还是从侧面看，形状都很好看。可是，如果平时不注意锻炼的话，到了一定年纪臀部就会不断下垂。因为臀部的脂肪较多，所以更容易受到重力的影响。我们自己无法看到自己的臀部，所以这并没有引起很多人足够的重视。但是，臀部却是别人首先能够看到的部位，所以抓紧利用这个机会开始臀部训练吧。相信用不了多久，你就会拥有充满魅力的俏丽美臀了。

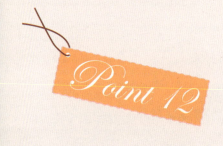

不看大小看形状！塑造浑圆又充满弹性的理想美胸

减肥开始后，随着体内脂肪的减少，胸部也有可能慢慢变小，因为胸部本来就是由脂肪组成的。而**胸部的重量训练，即大胸肌的锻炼，则会帮助我们解决这一难题。大胸肌的上部，也就是锁骨和胸部之间的肌肉如果能得到锻炼的话，胸部就会变得上挺，并且不容易下垂。**此外，胸部重量训练还可以调整肩形，伸展背部肌肉，帮助保持正确的姿势，所以会使胸部看起来更有存在感，更性感。

但是，我并不建议大家只注重胸部重量训练而忽视其他肌肉的训练。因为匀称的比例是相对而言的，相对的均衡才是理想的选择。所以，在锻炼胸部肌肉的时候，应该适当配合其他运动，使全身的肌肉都能得到充分的锻炼。只有这样，身材才会更加苗条。经过一段时间的训练，身体体积相对缩小，胸部的大小得以保持，所以看上去整个胸部就显得格外丰满。

在进行重量训练时，请大家一定要记得"集中意识"地想着活动想要锻炼的肌肉。很不可思议的是，肌肉在有意识和无意识的情况下，锻炼的方法完全不一样。也可以用眼睛来检查肌肉的情况。为了能够做到一目了然，建议大家在运动时换上能够凸显身材的衣服。

此外，要进一步美化胸部，配合103页中介绍的食材会很有效果。除了每天必不可少的运动，我还会进行胸部按摩。胸部按摩可以刺激乳汁，促进血液循环，提高胸部弹性！每天坚持的话，效果会很显著，洗澡后和睡前这两个时间段是按摩胸部的黄金期，大家千万不要错过。

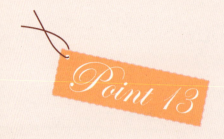

想拥有纤纤细腰吗？那就做全身重量训练，并且绝对不少吃一餐

提到腹部训练，很多人在第一时间都想到了仰卧起坐。但是要改变凸起的小腹，光靠仰卧起坐是无法实现的！当然了，仰卧起坐在塑造腰部曲线方面的作用还是无可替代的。但同时，消除腹部堆积的脂肪也是很有必要的。这时最好能选择可以大量消耗热量的运动。比如，下半身重量训练主要是杠铃挺举训练。这一运动包含了腹部重量训练和肩部杠铃训练，对减少腹部脂肪量也更有效。这是因为杠铃挺举训练比单纯的腹部重量训练消耗的热量要大得多。所以，**想要瘦腰部，想要腰部曲线漂亮，就要均衡地尝试多种重量训练，**

包括仰卧起坐在内。

　　想要拥有完美的腹部曲线，仅靠运动是不行的。最关键的还是要保证正确的饮食，避免不吃饭或暴饮暴食。至于饮食和腹部的关系，我在 76 页已经作过详细的说明了，**不吃饭和暴饮暴食都是腰部曲线的大敌。**同时，腹部肥胖与压力也有密切关系。这一点在本书 42 页也有说明，仅供大家参考。

　　重量训练并不是次数越多效果就越明显。集中精力，认真地完成每一个基本动作才是最重要的。希望大家能够更多地"注重质而不是量"。此外，在运动过程中，一定要记得深呼吸，最好采用腹式呼吸。特别是腹部的肌肉在很大程度上会受到呼吸的影响，所以加以注意的话，效果又会不一样。

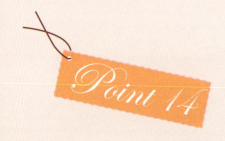

蝴蝶袖、背部赘肉……不坚持运动的话,它们会最先暴露你的年龄

随着年龄的增长,不知不觉中就会发现两臂的肉开始松弛。特别是在夏季的时候,胳膊总不可避免地要露在外面,那一堆松弛的肉实在让人心烦。要改变这一现状,就要加强胳膊后侧肌肉的锻炼。但胳膊后侧肌肉在平时几乎用不到,若非刻意地训练很难锻炼到那里的肌肉。其实,大家大可不必这么担心。想要锻炼胳膊后侧肌肉其实很简单,只要有椅子或沙发就可以轻松地完成。具体方法如下:首先坐在椅子或沙发上,然后双手用力撑住身体,做出努力站起来的样子即可。当然了,一次两次是看不出效果的。坚持做到10个左

右，直到胳膊开始发抖为止。每10个为1组，坚持做3组以上。一周2次即可，长期坚持下去，效果将会十分明显。

除了两臂以外，平时很少用到的还有背部的肌肉。后背是身体中面积最大的部位，如果后背积满了脂肪，那么整个人看起来会比实际体重要胖，而且会给人一种欧巴桑的感觉。如果任其自由发展的话，后果就不得了！由于后背面积较宽，所以单用某种运动很难锻炼到整个背部。但大家也不必担忧，在这里我为大家介绍一个简单的方法，不用任何工具就能轻松调整背部线条。该方法还有助于预防腰部疼痛。首先，整个人趴在地上，手臂和两脚间距保持与肩同宽，用力朝上下伸展。然后，慢慢呼气，右臂右腿交替抬起，幅度做到最大后，短时间内保持不动。接着，吸气慢慢回到初始姿态。再呼气，反方向举起另一只手臂和腿。动作很简单，希望大家能把它当成一种习惯坚持下去。

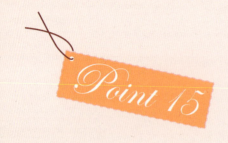

一天15分钟,开始返老还童的训练吧!没错,就是要让你更美丽

关于肌肉,我已经介绍过很多了,但是无论你的知识多么丰富,多么正确,只要不付诸实践脂肪含量就不会发生任何变化。要消除多余的脂肪,首先就要让身体活动起来。没有太多的时间运动也不要紧。具体说呢,只要可以保证每天30分钟左右的运动就足够了。为了能够长期坚持下去,没必要把运动变成一件苦差事。时间短点也无所谓,只要在锻炼的时间内,认认真真地锻炼就可以了。

另外,就是在健身的时候,建议大家尽量穿着能够凸显身体曲线的衣服。

你是不是想过"穿睡衣光着脚"去锻炼呢？实际上，体型才是最重要的。要提高运动的欲望，最好穿健身专用的服装。另外，呼吸也很重要，基本要求就是"朝与重力相反的方向用力时呼气"。

写这本书的时候，我一直都在思考，要不要把自己创立的完美曲线操做成 DVD 附在后面呢。想来想去，最终还是从整套操中节选了 15 分钟的录像随书附上。截取的这段视频，音乐较为轻快，只要跟着画面里的我一起做就可以让全身肌肉得到适当的锻炼。只要大家尝试过就会发现，每个动作都很简单，但效果超棒！15 分钟结束时，由于出了很多汗，你的心情变得十分愉快，你会感觉到全身肌肉都得到了最充分的锻炼。

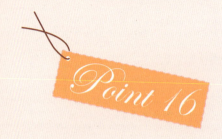

就算是大胖子，完美曲线操也能让你动得轻轻松松

在我所提倡的减肥实践中，完美曲线操是其中必不可少的一个项目。2006年我有幸参加了韩国SBS的电视节目"解脱超级肥胖日记"，以此为契机我开始专心创立自己的完美曲线操。节目中再现了体重超过100公斤的肥胖女性的减肥生活。这些人都不愿意通过摄取药物或接受手术达到瘦身的效果，所以我当时被邀请去作指导。那次节目挑战者一共有3名。她们都尝试过无数次减肥，并且最终都以失败告终，她们希望通过电视节目，告别屡次减肥屡次失败的过去。

我当时首先让她们接受了重量训练和散步，然后是1天6餐的饮食习惯。初期和中间过程的效果都还不错。但是不久，运动方面就出了问题。在运动过程中,她们的膝盖无法支撑她们过重的身体,所以导致运动无法继续进行下去,体重下降现象出现停滞。但电视节目还在继续,所以必须要想出一个办法。**我开始思考不会对膝盖造成负担,又能确实起到作用,能让大家持之以恒的运动,思考的结果就是我自创的这套完美曲线操。**

最后,她们减肥成功了!少量多餐,加上身体力行的完美曲线操,她们最终换回了健康的身体。其中,**有位女性原来是 105 公斤,现在成功减至 55 公斤。原来 125 公斤的女性,成功瘦身为 75 公斤。**由于这套操能够很到位地锻炼到身体各个部位的肌肉,所以她们几个不光体重轻了一半,身材也发生了巨大的变化,这个节目也因此引起热烈反响。

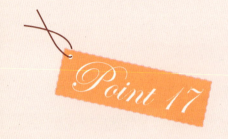

充分考虑亚洲人的生理特点！每天坚持下去，你必将拥有理想的身材

本书介绍的完美曲线操在创立之初就充分考虑到了亚洲人的体质特点。做什么样的运动与体型塑造有着直接的关系。据我所知，**目前市面上流行的很多瘦身操都是由欧美人创立的，因此更加符合欧美人的身材比例特点。**但是日本、韩国，还有中国等亚洲圈的女性与欧美女性在对身材美的认识上是有很大差异的。包括我在内的很多亚洲女性，并不认为高大且肌肉发达的身材是富有魅力的。

这大概是由于亚洲人的骨骼和体型普遍小于欧美人的缘故吧。因此，我在创立这套瘦身操的时候，就尽量排除了那些可以练就发达肌肉的动作。众所周知，哑铃在锻炼人的肌肉方面很有效果。但是为了避免过度膨胀的肌肉，我在本套操中对该动作也进行了适当的改编。

本套操主要由有氧运动和无氧运动两部分组成。我可以很自豪地**跟大家保证，通过练习这套操，可以有效减少体内脂肪，提高肌力，从而加快新陈代谢，最终拥有完美比例的身材。**

另外，你也可以选择用健身球来辅助自己锻炼。健身球的特别之处就在于能够大幅度提升人体的平衡能力，还可以使自己前后左右的肌肉得到同等程度的锻炼。另外，最关键的是它简单易学，所以即便是不擅长运动的人也能轻松地掌握技巧。

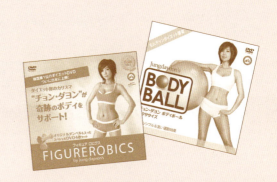

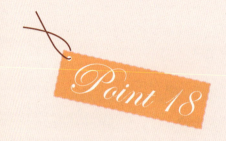

做家务,上班途中,工作中……每个动作多用心,"瘦身机制"会加速运转,瘦身步伐会更快

在通过无氧运动锻炼肌肉的同时,还要抓住日常生活中的机会,利用一些简单的动作来加快塑身的步伐。锻炼肌肉确实有助于提高新陈代谢,但如果日常生活中的活动能使得代谢加速的话,那么瘦身效果会更迅速!比如在乘车时,即便有空座位也尽可能不坐。时刻保持正确的姿势,让肌肉处于紧张状态时,脂肪就不会偷偷接近。所以,无论是看电视、电影,还是在职场工作时都尽可能地把腰直起来吧。买东西

时也尽可能地将手推车换成购物筐吧。这些小小的动作坚持下去，也会收到意想不到的效果哦。做家务的时候也尽量避免拖拖拉拉，要动作麻利。瘦身的同时，工作效率也得到了提高，真可谓是一石二鸟。我在家的时候，通常都会放一些自己能够轻松跟得上的舞蹈音乐，边听音乐边快乐地做家务。

没有乐趣的事情，通常都很难坚持下去。我能十几年坚持减肥，也是因为这个过程很让人愉快。如果回忆起来全是痛苦和挣扎的话，我估计自己早就放弃了。对我来说，减肥和运动早已成为了我生活中必不可少的一部分。你要不要也来体验一下运动的快乐呢？最初可能确实会有些痛苦的，但是坚持一段时间，等它成为习惯之后，痛苦的心情就不复存在了，取而代之的就是满满的成就感。**通过运动取得的成就感是其他的东西无法替代的。你不但会拥有健康，拥有迷人的线条，还能找回自信**。如果在你的人生中有了运动，那么相信你会为自己找到一种新的乐趣。

减肥不光是为了苗条的身材,而是为了成就魅力自我的基本生活形态

33岁那年,我是两个孩子的母亲,看着自己胖得跟个雪球似的身材,我终于下定决心开始减肥。减肥最初的目的是为了缓解肥胖带来的腰痛,但是在减肥过程中,随着我的体型的变化,我惊喜地发现我原本内向的性格竟然也发生了变化。33岁时自己就被人追着喊大婶,可如今10多年后的自己竟然显得更年轻更漂亮,身材和皮肤都比以前更好。

我今年46岁,减肥已坚持了13年之久。我在文中多次说过,坚持才是减肥的意义所在。当然,不让体重反弹也是我坚持的一个重要原因,再怎么说坚持下去还是比体重反弹值得的。可对我而言,坚持减肥不光是为了苗条的身材,还有更重要的事情让我欲罢不能,那就是活力。坚持

锻炼是我时刻保持充沛精力的源泉。接受此次采访时，每当说起自己已经坚持了13年之久，总能听到对方说"意志力可真强啊"。其实，我的意志力并不强。**之所以能坚持13年之久，全是因为我摸索到了快乐的减肥方法。**

如果你也想要改变自己，那就必须从现在起付诸实际行动。我提倡的三大方法是"爱美意识、正确饮食和运动"。也许很多人会说："一下子都从头开始也太难了吧？"那我建议大家先从自己可以做到的开始。不要拿年龄和时间当借口，最重要的是迈出第一步！首先是开始，接下来才是坚持。

充满魅力的身材非你莫属！